Dr. med. Ernst Schneider

VEGANE KOST –
DURCH ERNÄHRUNG HEILEN

SAATKORN-VERLAG

Redaktion: Gabriele Lange
Rezeptteil: Elke Wander
Einbandgestaltung: Rüdiger Mohrdieck
Satz: rimi-grafic, Nienhagen

© 1996 Saatkorn-Verlag GmbH, Lüner Rennbahn 16, D-21339 Lüneburg
Druck und Bindung: Clausen & Bosse, Leck
ISBN 3-8150-1241-4

Inhalt

Vorwort

Gibt es die „richtige" Ernährung?

Durchleuchtet man die lebensmittelchemischen, ernährungsphysiologischen und vor allem epidemiologischen Studien der vergangenen Jahre, findet man bestätigt, daß es gesundheitsschädigende und gesundheitsfördernde Ernährungsformen gibt. Leider wird die Diskussion darüber oft sehr kontrovers unter weltanschaulichen Gesichtspunkten oder persönlichen Präferenzen geführt; wissenschaftliche Erkenntnisse werden häufig nur zur Stützung bestehender Meinungen herangezogen oder sogar zurechtgebogen.

Es ist der Verdienst von Herrn Dr. E. Schneider, daß er die Forschungsergebnisse der letzten Jahre über Vor- und Nachteile der verschiedenen Formen des Vegetarismus – unter besonderer Berücksichtigung der veganen Ernährung – übersichtlich und verständlich, nüchtern und sachlich dargelegt hat.

Ausgehend von der Chemie und Ernährungsphysiologie beschreibt er die damit zusammenhängenden Erkrankungen. Dabei bleibt Dr. Schneider aber nicht bei der Theorie – sie mündet in detaillierte Vorschläge für eine gesundheitsbewußte Ernährung, die unter Berücksichtigung individueller Gegebenheiten (Risiken, genetische Faktoren und vorbestehende Erkrankungen) auch differenziert betrachtet und angewandt werden müssen.

Ich wünsche Herrn Dr. Schneider, daß er mit diesem Buch vielen Menschen eine Entscheidungshilfe geben kann, ihre „richtige" Ernährung zu finden.

Dr. med. Jürgen Ansel, Internist, Stuttgart
Ärztlicher Direktor des Kreiskrankenhauses Gaildorf

Ein Wort zur Einführung

Immer mehr Menschen in den modernen Industrieländern empfinden unsere heutige Lebensweise als gesundheitsschädlich. Sie wird auch als einer der wichtigsten Faktoren für die Zunahme der sogenannten Zivilisationskrankheiten angesehen.

Eine sehr wichtige Rolle spielt die Ernährung. Fast täglich berichten die Medien neue Horrormeldungen über die Gefahr in unserer Nahrung. Meist sind es tierische Nahrungsmittel, die ins Kreuzfeuer der Kritik geraten:

– *Fleisch* wird mit dem Rinderwahnsinn in Verbindung gebracht.
– *Fischfleisch* enthält Moschusgifte aus dem Fischfutter.
– *Eier* können, wenn sie nicht stark hitzebehandelt sind, Salmonellen übertragen.
– *Milch* und *Milchprodukte* sind heute kritisch zu betrachten, da die Milchallergie zunimmt.
– *Geflügel* enthält zu viele Futterzusatzstoffe.
– *Wildfleisch* ist zu stark mit Schadstoffen aus Luft, Wasser und Schädlingsbekämpfungsmitteln belastet.

Immer wieder weisen die Medien (Rundfunk, Fernsehen, Zeitungen und Zeitschriften) auf die unbestreitbare Tatsache hin, daß wir uns *falsch ernähren* und uns selbst und damit auch der Allgemeinheit einen großen Schaden zufügen. Falsche Ernährung führt zwangsläufig zu den Krankheiten, die wir als ernährungsabhängige Krankheiten bezeichnen. In der Hauptsache zählen dazu:

– Herz-Kreislauf-Erkrankungen
– rheumatische Erkrankungen

- Knochenentkalkung (Osteoporose)
- Krebs
- Karies (Zahnfäule)
- chronische Lebererkrankungen
- allergische Erkrankungen
- Zuckerkrankheit

Diese Erkrankungen verursachen nach einer Übersicht des Bundesgesundheitsamtes jährliche Kosten von 100 Milliarden DM. Trotz der vielen Erkrankungen und der hohen Arbeitsunfähigkeitszahlen darf aber nicht übersehen werden, daß die Menschen gerade in den Industrienationen heute viel älter werden als noch in der Mitte des vorigen Jahrhunderts. Dieser Trend ist nicht zuletzt den besseren hygienischen Verhältnissen und der modernen Medizin zu verdanken. Die moderne Lebensweise sollte also nicht prinzipiell verteufelt werden. Doch an den Punkten, an denen sie dem Menschen und der Umwelt schadet, müßte eingeschritten werden – und ein solcher Punkt ist die Ernährung. Denn ernährungsbedingte Krankheiten sind weitestgehend vermeidbar – mit einer gesunden, also „richtigen" Ernährungsweise.

An dieser Stelle möchte ich gerne meinen besonderen Dank an die Mitwirkenden an dieser Broschüre zum Ausdruck bringen. Herr Dr. J. Ansel, Internist aus Stuttgart, gab mir sachlichen Beistand und schrieb das Vorwort. Herr Dr. A. Austerhoff, Internist in Düsseldorf, las und korrigierte die Texte und gab Anregungen für die fach- und sachgerechte Gestaltung. Frau Elke Wander, Gesundheitsberaterin, bearbeitete die Rezepte, die aus ihrer praktischen Arbeit und Erfahrung stammen. Meiner Frau insbesondere verdanke ich, daß sie mir unermüdlich zur Seite stand, alle Schreibarbeiten übernahm, mir beim Literaturstudium und beim Recherchieren half sowie die Korrespondenz ausführte. Es war ein außerordentlich erfreuliches Arbeitsteam, das allen Lesern einen hohen Gewinn aus diesem Buch wünscht.

Dr. med. E. Schneider

1 Gibt es eine optimale Ernährungsform?

1.1 Übliche Kost – fehlerhaft

Die *Ernährung* gehört wie die Luft, das Wasser, die Sonne und die unsichtbaren Strahlungen zu den Grundelementen des Lebens. In unerhört leichtsinniger Weise hat der Mensch diese Grundelemente so nachhaltig gestört oder sogar zerstört, daß er mehr und mehr seine Lebensgrundlagen einbüßt. Das immer weiter fortschreitende Waldsterben ist nur ein sichtbares Symptom für die ganze selbstverschuldete Tragik.

Wenn es um die Umwelt geht, so haben die meisten von uns die Problematik inzwischen erkannt – und der Ruf nach Abhilfe wird immer lauter. Doch bei unseren eigenen elementaren Bedürfnissen, dem Essen und Trinken, sind wir viel nachlässiger. Dabei sind wir durch falsche Ernährungsweisen mindestens genauso gefährdet wie durch die ständig steigenden Umweltbelastungen.

Was also können wir tun? Die gesamte Umweltproblematik kann man als einzelner nur in sehr geringem Umfang beeinflussen, was nun aber nicht heißen soll, daß wir hier tatenlos zusehen müssen. Direkt und unmittelbar haben wir aber Einfluß auf unsere eigene Lebensweise. Jeder einzelne kann seine Lebensgewohnheiten ändern und zumindest seine Ernährung so gestalten, daß er seinem Körper, soweit es nur möglich ist, alles das zuteil werden läßt, was ihn aufbaut, regeneriert, leistungsfähig macht und vor weitergehenden Belastungen bewahrt.

Wenn uns von den Statistikern immer wieder gesagt wird, daß in den letzten 30 Jahren die Zahl der tödlichen Herzinfarkte von 7.000 pro Jahr auf heute 141.000 angestiegen ist und bei uns noch weiterhin zunimmt, dann müßte uns das eigentlich wachrütteln. Es genügt nicht, gegen die Folgen der buchstäblich todernsten, meist ernährungsbedingten Erkrankungen mit Pillen, Tabletten und Spritzen anzugehen. Gegenüber jahrelanger Bewegungsarmut, Rauchen, Alkohol, falscher Ernährung und damit einer Vernachlässigung des Körpers kann die Medizin nur in sehr begrenztem Umfang etwas ausrichten – und das meist auch dann erst, wenn Schädigungen bereits eingetreten sind. Dem kann nur eine *grundlegende Änderung des Lebensstils* vorbeugen. Da jedoch viele unserer heutigen Erkrankungen zu einem guten Teil aus einer ungesunden Ernährungsweise resultieren, kann mit einer gezielten Nahrungsaufnahme derartigen Krankheiten schon entgegengewirkt werden, bevor sie überhaupt entstehen.

1.2 Vegetarische Kostformen – fortschrittlich

Was bedeutet dies nun aber für unser tägliches Leben? Zunächst müssen wir uns darüber klar werden, welche *Mengen an Lebensmitteln* und *welche Lebensmittel* erforderlich sind, um eine optimale Versorgung des Organismus zu gewährleisten. Nur so ist volle Gesundheit und Leistungsfähigkeit zu erreichen.

Eine Lebens- und Ernährungsform, die diesen Anforderungen weitgehend gerecht wird, ist ganz eindeutig *die vegetarische in ihren drei Ausprägungen*, nämlich

1. die ovo-lacto vegetabile,
2. die lacto-vegetabile,
3. die vegane Ernährungsform.
   (ovo = Ei, lacto = Milch, vegetabil = pflanzlich)

Bei allen drei Formen wird in erster Linie *auf Fleisch völlig verzichtet*. Von den meisten Menschen der Industrienationen werden aber Fleisch und Fleischprodukte als Hauptnahrungsmittel und damit als lebensnotwendig angesehen und bevorzugt. Vegetarier dagegen verzichten grundsätzlich auf alle Arten von Fleisch und daraus hergestellte Nahrungsmittel.

Vom rein ernährungsphysiologischen Standpunkt kann man nicht behaupten und noch weniger nachweisen, daß ein Stück mageres Fleisch, das einmal in der Woche oder seltener verzehrt wird, schädlich ist. Erst wenn man nicht Maß zu halten versteht, den Fleischverzehr in den Vordergrund stellt und fast *täglich Fleisch* zu sich nimmt, ist der Schaden größer als der Nutzen. Es ist also zunächst einmal eine *Dosierungsfrage*. Allerdings muß auch betont werden, daß man sich *ohne Fleisch* vollwertig ernähren kann, dabei gesund und leistungsfähig bleibt, zahlreiche Krankheiten verhindert und die so erwünschte echte Vorbeugung (Prävention) betreibt.

Man kann heute nicht mehr behaupten, daß Fleisch ein *notwendiges* Nahrungsmittel ist. Wer sich z. B. ovo-lacto-vegetabil ernährt und überwiegend vollwertige pflanzliche Nahrungsmittel verwendet, wird nach kurzer Zeit feststellen, daß das Bedürfnis, Fleisch zu essen, sehr bald nachläßt. Den gleichen Standpunkt vertritt auch *Prof. Dr. Leitzmann* vom Ernährungswissenschaftlichen Institut der Justus-Liebig-Universität Gießen.[1]

Aus welchen Gründen auch immer ein Mensch auf Fleisch als Nahrungsmittel verzichtet, er kann die Gewißheit haben, nicht nur keinen Fehler zu machen, sondern er kann eine Reihe von Vorteilen für seine körperliche und auch seelisch-geistige Entwicklung und Gesundheit verbuchen.

Die *fleischlose Küche* bringt auch keinerlei küchentechnische Schwierigkeiten mit sich. Im Gegenteil, es gibt eine Fülle von sehr guten, ausgewogenen und schmackhaften Rezepten, die auch den verwöhntesten Gaumen zufriedenstellen werden.

Die *Ovo-lacto-Vegetarier* verzichten auf Fleisch und Fisch sowie direkt daraus hergestellte Produkte, belassen aber Milch und Eier in ihrem Kostplan. Sie ernähren sich vorwiegend von pflanzlichen (vegetabilen) Nahrungsmitteln unter Einschluß einer geringen bis mäßigen Menge von Milch und Eiern. Diese Kostform ist durchaus zu empfehlen, wenn keine Allergien gegen Eier-Eiweiß, Milcheiweiß und keine Milchzuckerunverträglichkeit bestehen. Bei allergischen Reaktionen auf Eier und Milch müssen beide Nahrungsmittel sowie daraus hergestellte Produkte völlig gemieden werden.

Wer außer auf Fleisch auch auf Eier verzichtet, zählt zu den *Lacto-Vegetariern*. Er verwendet außer den zahlreichen pflanzlichen Produkten aus dem tierischen Bereich nur die Milch, die, wie die Übersicht zeigt, ein hochwertiges Nahrungsmittel darstellt, gegen das ernährungsphysiologisch nichts einzuwenden ist, wenn keinerlei Allergie oder Unverträglichkeit besteht und wenn die *Tagesmenge gering* bleibt: nicht mehr als 1/2 Liter Vollmilch pro Person (einschließlich aller Milchprodukte) täglich und 1–2 Eier pro Person (einschließlich der in den Speisen verwendeten Eiern) pro Woche.

---

1 Leitzmann, Prof. Dr. Claus, Justus-Liebig-Universität Gießen, in: „Vollwert-Ernährung, Grundlagen einer vernünftigen Ernährungsweise", 4. Auflage 1985, Haug-Verlag, Heidelberg

Die letzte, dem Thema dieses Buches am meisten entsprechende vegetarische Ernährungsform ist die *vegane Kost*. Die Vertreter dieser Kostform lehnen grundsätzlich jedes tierische Produkt für die menschliche Ernährung ab. Sie machen dafür eine Reihe von durchaus akzeptablen Gründen geltend. Auf den ersten Blick erscheint diese Kostform als sehr extrem. Sie ist es auch. Aber unsere heutigen Lebensbedingungen sind nicht weniger extrem und schreien förmlich nach Abwehr und Gegenmaßnahmen. Die vegane Kostform bedarf deshalb einer sorgfältigen, sachlichen Betrachtung und näheren Erörterung.

Zunächst aber noch eine kurze Übersicht über die bisher vorliegenden, hauptsächlich deutschen Studien zur Frage der vegetarischen Lebens- und Ernährungsweise und der daraus resultierenden Lebenserwartung und Gesundheit:

1. *Gießener Vegetarierstudie:*
   Thema: Ernährung und Gesundheit von Vegetariern
   Durchgeführt von: Claus Leitzmann, Rosa Schönhofer-Rempt, Marianne Boy, Ortrun Schneider, Institut für Ernährungswissenschaft der Universität Gießen
2. *Heidelberger 5-Jahre-Studienabschnitt:*
   Thema: Prospektive epidemiologische Studie bei Vegetariern
   Durchgeführt von: Jenny Claude, Rainer Frentzel-Beyme, Ursula Eilber, Deutsches Krebsforschungszentrum Heidelberg, Institut für Dokumentation, Information und Statistik
3. *Berliner Vegetarier-Studie:*
   Thema: Vegetarier – Studie des Bundesgesundheitsamtes
   Durchgeführt von: Prof. Dr. H. Rottka, Berlin

Ganz allgemein kamen die Untersuchungen bei Vegetariern im Vergleich zu Gemischtköstlern zu folgenden Ergebnissen:

1. günstigere Blutdruckwerte,
2. niedrigeres, häufig normales Körpergewicht,
3. geringere Krankheitshäufigkeit,
4. geringere Krebsanfälligkeit und
5. eine höhere Lebenserwartung.[2]

Die Zeit, in der man die „Vegetarier" nicht selten als Spinner be-

---

[2] „Der Vegetarier" Nr. 3/1987, Beitrag: „Wissenschaft ohne Ethik?", S. 106/107

zeichnete, ist wohl vorüber. Es existieren heute zahlreiche, rein wissenschaftliche und auch langjährige Untersuchungen über die gesundheitserhaltenden, heilenden und lebensverlängernden Wirkungen der vegetarischen Ernährungsweise aus verschiedenen Ländern. Nebenbei sei gesagt, daß diese Ernährungsweise nicht nur eine bestimmte geistige Einstellung zum Leben und demgemäß eine gesunde Lebensweise voraussetzt.

Sie stellt auch einen wichtigen Schritt dar
1. zur Reduzierung der Kosten des gesamten Gesundheitswesens einschließlich der unermeßlich ansteigenden Krankenkosten (ambulante und Krankenhauskosten, Krankenpflegekosten und Frührenten),
2. zur Verbesserung der Welternährungslage und
3. zum Schutz der Tiere.

Der weit überwiegende Teil der Untersuchungen aus den verschiedenen Ländern kam wie die deutschen Untersuchungen zu einem sehr positiven Ergebnis für die vegetarische Lebensweise.

1.3 Vegankost – nicht für alle –, aber oft heilsam

Die vegane Ernährung, der Vegan-Vegetarismus, geht von einer sehr gesunden Grundlage aus. Er fordert: *Keine Tierprodukte* für unsere Ernährung. Diese Forderung hat auch heute mehr denn je ihre Berechtigung, auch dann, wenn wir alle weltanschaulichen, ethischen und religiösen „Gründe" für die vegane Ernährung beiseite lassen. Wir brauchen nur an die Umweltbedingungen – die Verseuchung der Luft, des Wassers und des Erdbodens – zu denken, um zu erkennen, daß wir in einer unheilen, ja kranken Welt leben.

Die Grundlage der täglichen Kost, insbesondere jeder Heilkost, kann nur *die vollwertige, heile Nahrung aus vollwertiger, heiler Erde* sein. Unsere Acker- und Gartenböden müssen naturgemäß bearbeitet und gedüngt werden. Nur dann können wir gesunde, vollwertige Nähr- und Heilpflanzen erwarten. Das ist aber nicht möglich, solange es uns nicht gelingt, die Luft und das Wasser ins biologische Gleichgewicht zu bringen. Die Anwendung von giftigen Spritz-, Betäubungs-, Beiz- und konzentrierten Düngemitteln muß daher weitestgehend unterbleiben. Weiterhin ist unbedingt erforderlich, daß die gesunden pflanzlichen Erzeugnisse nicht durch Hinzufügung chemischer Konservierungsmittel, chemische Back-, Bleich- oder Triebmittel, synthetische Fette, Farbstoffe oder Destillate entwertet werden. Es ist auch sicher ein Fehler, aus den natürlichen Nahrungsmitteln die eigentlichen Nähr- oder Ergänzungsstoffe zu extrahieren und zu konzentrieren, um sie lagerungs- und transportfähiger zu machen. Sie gewinnen dadurch zwar oft an Nährwert, verlieren aber zugleich teilweise ihren Gesundheits- und Heilwert. Als Beispiel seien Öle aus zweiter und dritter Pressung oder Weißmehl und Weißzucker genannt. Gesund erhalten und heilen kann nur das lebendige Ganze, das heile, harmonische Ganze. Wir müssen mit allen Kräften danach streben, eine vollwertige, heile Nahrung aus vollwertiger, heiler Erde zu uns zu nehmen.

Auf keinem Gebiet werden so viele Fehler gemacht wie auf dem Gebiet der Ernährung. *Ernährungsbedingte Krankheiten* sind daher die unausweichliche Folge.

Vor vielen Jahren schrieb ich mir folgenden Satz auf, der mir auch heute noch sehr bedenkenswert erscheint: „Vollwertig und gesund ist das harmonische Ganze, minderwertig oder mehr oder weniger ungesund ist das gewaltsam Geteilte, wertlos und geradezu schädlich ist, zumindest auf weite Sicht gesehen, das Konzentrierte, Präparierte und Fabrizierte." (Quelle unbekannt)

Die vegane Ernährung wird meist nur als eine Kost ohne alle Tierprodukte gesehen. Sie vertritt aber zugleich den Standpunkt, daß *jedes Übermaß* (rein mengenmäßig), jedes Konzentrierte und künstlich Isolierte nach Möglichkeit zu meiden ist. Ich möchte das neben dem Verzicht auf alle Tierprodukte (Grundsatz 1) als Grundsatz 2 der veganen Kost bezeichnen.

Abwechslungsreiche *Rohkost* ist im Rahmen der veganen Ernährung in jedem Falle notwendig, da sie
– die körpereigenen Abwehrkräfte steigert,
– die Gewebe und Organe fördert,
– die Durchblutung steigert,
– regulierend auf die Steuerfunktion einwirkt und
– dem Körper alle wichtigen Mikronährstoffe (Mineralien, Spurenelemente, Vitamine und Enzyme) in genügender Menge und günstigen Mengenverhältnissen zuführt. Die Nahrungsmittel müssen allerdings mit Bedacht ausgewählt werden – das bezieht sich besonders auf die Vielfalt. Es ist von großem Nutzen, wenn 25–30% der Tageskost aus rohen (frischen) Früchten, Gemüsen und Salaten bestehen. Durch epidemiologische und tierexperimentelle Studien ist ein hemmender Einfluß von Obst und Gemüse auf die Tumorbildung (= Krebsbildung) nachgewiesen.

Wie unterscheidet sich die vegane Ernährung von der vegetarischen?

Der hohe Lebensstandard der Industrievölker, besonders der westlichen Welt, hat völlig veränderte Eßgewohnheiten mit sich gebracht.

Das Hauptkennzeichen ist der ständig wachsende Verbrauch besonders von tierischen Produkten, nämlich von Fleisch, Fisch, Geflügel, Eiern, Milch und Milchprodukten. Das bleibt nicht ohne Folgen für die Gesundheit. Gleichzeitig werden aber große Mengen an Vegetabilien (Gemüse, Getreide) zur Tierfütterung verwendet und der menschlichen Ernährung entzogen. Außerdem ist inzwischen hinreichend bekannt, daß die Fleisch- und Geflügelproduktion unwirtschaftlich ist und eine Unmenge an Gülle und Dünger mit sich bringt, die kaum mehr ohne negative Folgen in den Ländereien unterzubringen ist. Das allein ist schon einer der Faktoren der Umweltverschmutzung. Hinzu kommt der große Pestizidverbrauch und damit verbunden die Abgas- und Ozonvergiftung. Auch wenn das alles schon sehr oft gesagt und geschrieben wurde, ist es doch notwendig, immer wieder darauf hinzuweisen, weil hierin die Ursachen und Miturschen zahlreicher Krankheiten zu suchen sind, unter denen sehr viele Menschen heute leiden müssen.

Bei allen Verschiedenheiten der Ernährungweisen und den persönlichen Vorlieben der einzelnen Menschen ist doch klar zu erkennen, daß es nur einen grundsätzlichen Unterschied gibt, nämlich einerseits die Ernährung mit *hauptsächlich tierischen Produkten* und andererseits die konseqente Ernährung mit *hauptsächlich pflanzlichen Produkten*, also eine vegetarische Kost.

Früher waren es meist religiöse oder ethische Gründe, die die Menschen veranlaßten, von der Fleischkost zur vegetarischen Kost überzugehen. Heute steht das bewußte Streben nach mehr Gesundheit und größerer Leistungsfähigkeit im Vordergrund, wobei auch der praktizierte Umweltschutz immer häufiger zu einem Argument für eine pflanzliche Ernährungsweise wird.

Während früher noch einige Wissenschaftler behaupteten, daß die vegetarische Ernährung zur Unterernährung und zum Vitaminmangel führen würde, ist nach zahlreichen und ausgedehnten Untersuchungen in Amerika, England, den skandinavischen Ländern, Deutschland und zuletzt auf dem „Welt-Vegetarier Congreß 1994" in Holland klargestellt worden, daß

– Vegetarier gesünder sind als Nichtvegetarier,
– ihre Lebenszeit um sechs bis zwölf Jahre länger und
– die Sterblichkeit an Krebs geringer ist.

Mehr und mehr findet der Vegetarismus auch das Interesse der

Presse sowie der Radio- und Fernsehanstalten. Das alles gilt aber bisher noch nicht in dem Maße für die Veganer. Zum besseren Verständnis ist es deshalb notwendig, erst einmal deutlich zu machen, worin sich die Veganer von den Vegetariern (Lacto- und Ovo-lacto-Vegetariern) unterscheiden. Im Prinzip ist die vegane Ernährung lediglich eine konseqente und wesentlich strengere vegetarische Ernährung, was sich in der Auswahl und Zubereitung der Nahrungsmittel klar ausdrückt

Hauptnahrungsmittel

Ovo-lacto-Vegetarier	Veganer
Milch und Milchprodukte	–
Eier	–
Honig	–
Getreide und Getreideprodukte	Getreide und Getreideprodukte
Hülsenfrüchte	Hülsenfrüchte
Kartoffeln	Kartoffeln
Gemüse	Gemüse
Salate	Salate
Obst	Obst
Beerenfrüchte	Beerenfrüchte
Nüsse	Nüsse
Ölsamen	Ölsamen
Sojaprodukte	Sojaprodukte
abgelehnt werden:	*abgelehnt werden:*
Fleisch	Fleisch
Fisch	Fisch
Geflügel	Geflügel
–	Eier
–	Milch und Milchprodukte
–	Honig

Die Tabelle zeigt eindeutig die von den beiden Vegetariergruppen verwendeten und nicht verwendeten Nahrungsmittel, die in den folgenden Ausführungen noch näher besprochen werden.
Bereits 1952 machte Kollath den Vorschlag, die gleichsinnig gebrauchten Begriffe „Lebensmittel" und „Nahrungsmittel" zu trennen

und die Bezeichnung Lebensmittel für „lebende" und die Bezeichnung Nahrungsmittel für „tote" Nahrung zu verwenden. Man ist auf einem langen Umweg zu der Erkenntnis gekommen, daß das ganze unveränderte Lebensmittel dem abgetöteten Nahrungsmittel immer überlegen ist.

Es sprechen viele Anzeichen dafür, daß die überwiegende Ernährung mit „toter" Nahrung, insbesondere mit den verfeinerten Produkten, Ursache oder zumindest Teilursache der zahlreichen Zivilisationskrankheiten ist.

2 Nahrungsauswahl für vegetarische Kostformen

2.1 Nahrungsmenge: Maß und Unmaß

Wir sehen heute als gesündestes Kostmaß für Menschen mit einer durchschnittlichen körperlichen Belastung 2.000–2.200 Kalorien pro Tag an.

Sie sollten sich wie folgt auf die Hauptnährstoffe – Eiweiß, Fett und Kohlehydrate – verteilen:

Eiweiß	10% =	200 Kalorien =	50g	Gesamtnahrung
Fett	15–30% =	300–600 Kalorien =	33–66g	
Kohlenhydrate	60–75% =	1.260–1.500 Kalorien =	315–375g	

Der Grundumsatz – das ist der Energieumsatz oder Stoffwechsel eines nüchternen Menschen bei völliger Muskelruhe – beträgt *1 Kalorie pro kg Körpergewicht und Stunde.* Das ergibt für einen normalgewichtigen Menschen 1.600–1.700 Kalorien in 24 Stunden. Alles, was wir über ca. 1.700 Kalorien zu uns nehmen, muß durch Arbeit oder Bewegung, also durch zusätzlichen Energieverbrauch verbrannt werden, sonst tritt Gewichtszunahme und zwangsläufig im Laufe der Zeit Übergewicht ein. Da wir jedoch unter ausgesprochenem Bewegungsmangel und damit unter mangelhaftem Energieverbrauch leiden, muß die über 1.700 hinausgehende Kalorienzahl ziemlich niedrig gehalten werden. Sie darf keinesfalls 2.200 Kalorien überschreiten. Das ist leicht einzusehen, wenn man weiß, daß man eine Stunde lang ununterbrochen Holz sägen oder zwei Stunden lang schwimmen muß, um 400 Kalorien zu verbrennen.

Nun kommt es nicht nur darauf an, die notwendigen Hauptnährstoffe – Eiweiß, Fett und Kohlenhydrate – im richtigen Verhältnis und in der notwendigen Menge bei nicht zu hoher Kalorienzahl zu sich zu nehmen. Die tägliche Nahrung muß vielmehr auch eine Reihe von Ergänzungsstoffen enthalten. Das sind Vitamine, Mineralien, Enzyme, Spurenelemente und Ballaststoffe, die hauptsächlich in Gemüse, Salat und Obst vorhanden sind. Man bezeichnet sie auch als „Zündstoffe" – ein sehr schöner Ausdruck, weil er besagt, daß sie die Nährstoffumsetzungen in Gang bringen, unterhalten und beschleunigen. Es sind die „Heinzelmännchen im Stoffwechselgetriebe", und dazu gehören eigentlich auch noch der Sauerstoff der eingeatmeten Luft und das Wasser.

Sowohl die Hauptnährstoffe als auch die zahlreichen Ergänzungs- oder Zündstoffe beziehen wir aus unseren *Nahrungsmitteln*, die wir im wahrsten Sinne des Wortes auch Lebensmittel nennen können, wenn sie bestimmte Qualitätsansprüche erfüllen.

Sehr wichtig ist nun, in welcher Form wir diese Nahrungsmittel zu uns nehmen, um sie so zum Baumaterial und zur Energiequelle unseres Körpers zu machen. Wir wissen alle, daß wir sie in verschiedenster Vor- und Zubereitung genießen können, *natürlich* oder *roh*, besonders Obst und Salate, Nüsse und Samen, *gekocht, gedämpft, gegrillt* oder *gebraten* und *gebacken*, so z. B. Getreide, Gemüse, Kartoffeln, Hülsenfrüchte, Reis, Sojaprodukte, Milch und Milchprodukte, Fleisch und Fisch, und schließlich in verschiedenster Weise *konserviert*, was heute bei den meisten Lebensmitteln möglich und auch aus verschiedenen Gründen notwendig geworden ist.

In unserer modernen Industriegesellschaft ist nur noch ein sehr kleiner Prozentsatz der Menschen *Selbstversorger, d.h. Produzent und Konsument von Nahrungsmitteln in einer Person*. Die meisten Menschen leben als Großstadtbewohner in den Industriezentren weit entfernt vom Nahrungserzeuger. Die dadurch zwangsläufig eingetretene Notwendigkeit einer Versorgung über große Entfernungen läßt sich daher nur noch durch Ferntransportorganisationen und werterhaltende Vorratshaltung bewältigen. Der Gedanke der Zeit- und Arbeitsersparnis hat besonders die berufstätigen Frauen dazu veranlaßt, Büchsennahrung und Fertigmenüs aus der Tiefkühltruhe zu verwenden. Die Qualität dieser Halbfertig- und Fertiggerichte könnte heute schon als gut bezeichnet werden, wenn sie nicht mit zahlreich zugesetzten Konservierungs-, Geschmacks-, Schönungs- und Farbstoffen belastet wären.

Frischkost, die auch heute noch 1/3–1/2 unserer Kost ausmachen sollte, fehlt meistens. Dem ist abzuhelfen, wenn man die

Hauptmahlzeiten durch frischen Salat ergänzt und zu den kleinen, heute wieder sehr beliebten Zwischenmahlzeiten viel frisches Obst ißt.

Im folgenden sollen nun die Hauptenergielieferanten näher beschrieben werden.

2.2 Die großen Energiespender

Eiweiß

Eiweiß ist der lebenswichtigste Bau- und Betriebsstoff in der gesamten Ernährung. Ohne Eiweiß geht nichts. Nun vermag unser Körper aber kein Eiweiß aufzubauen. Er kann lediglich Eiweißkörper in Kohlenhydrate und Kohlenhydrate in Fett verwandeln. Fette können im Organismus auch wieder in Kohlenhydrate zurückverwandelt werden. Aber weder Fette noch Kohlenhydrate lassen sich in Eiweiß umbauen, da diesen beiden Nahrungsmittelgruppen der zum Eiweißaufbau notwendige Stickstoff fehlt. Unser Körper ist daher immer auf die Zufuhr von Eiweißstoffen mit der Nahrung angewiesen. Er braucht täglich eine Menge von wenigstens 10% der täglichen Gesamtkalorienmenge in Form von Eiweißkörpern.

Nehmen wir eine tägliche Gesamtkalorienmenge von 2.000 (1.800–2.000) Kalorien an, dann müssen 200 Kalorien (= 10% = 50g) als Eiweiß mit der Nahrung aufgenommen werden.

Nun sind die Eiweißkörper unserer Nahrungsmittel aber von sehr verschiedener Art. Wir müssen zunächst grundsätzlich aus tierischen Quellen (Fleisch, Fisch, Milch, Eier) stammende und aus pflanzlichen Quellen zu gewinnende Eiweiße unterscheiden. Die pflanzlichen Quellen sind Nüsse, Soja, Hülsenfrüchte, Getreide, Bierhefe und Samen. Auch Gemüse, Salate und Früchte tragen dazu nicht unwesentlich bei.

Da die Vegetarier in jedem Fall Produkte vom getöteten Tier ablehnen, müssen sie ihren Eiweißbedarf hauptsächlich aus pflanzlichen Quellen decken.

Alle Eiweiße, tierische wie pflanzliche, sind aus Eiweißsäuren (Aminosäuren) aufgebaut. Sie liefern die Bausteine der Eiweiße. Wir kennen bisher 28 Aminosäuren. Davon sind nach heutigem Wissen

10 essentiell, das heißt unbedingt lebensnotwendig. Alle Aminosäuren besitzen die gleiche Grundstruktur und unterscheiden sich nur durch die Anzahl der eingefügten Atomgruppen. Dadurch entstehen die verschiedenen „Sorten" von Aminosäuren. Der Körper baut damit die große Zahl von Eiweißsubstanzen auf, die für ihn spezifisch sind.

Alle Zellarten – Leber-, Nieren-, Herz-, Gehirn-, Muskelzellen und alle anderen Zellen –, Gewebe und Säfte haben ihr besonderes Eiweiß, ihr eigenes Muster und dadurch ihre besondere Form und Funktion. Damit alle Arten menschlicher Gewebe und Organe aufgebaut werden können, benötigt der Körper alle Sorten von Bausteinen (= Aminosäuren) in ausreichender Menge. Dazu müssen wir uns Nahrungsmittel zuführen, die, zusammen genommen, alle Sorten von Bausteinen enthalten, insbesondere die „essentiellen", das heißt diejenigen, die der Körper nicht herzustellen vermag. Man nennt dann die Eiweißzufuhr „biologisch vollwertig".

Da aber die wenigsten Nahrungsmittel den vollständigen Katalog der Aminosäuren enthalten – die meisten Eiweißarten sind „unvollständig" oder biologisch nicht vollwertig–, müssen wir verschiedene Eiweißarten, besonders bei pflanzlicher Ernährung, zu uns nehmen, um dem Körper das nötige Angebot machen zu können.

Die hauptsächlichen Eiweißquellen – Fleisch, Fisch, Milch und Eier – werden von Vegetariern weitgehend abgelehnt. Es fragt sich daher, womit Vegetarier, insbesondere Veganer, ihren Eiweißbedarf decken. Die zur Verfügung stehenden pflanzlichen Quellen wurden bereits genannt und bedürfen eigentlich keiner weiteren Erörterung. Lediglich die Sojabohne und die Produkte daraus sollen besonders hervorgehoben werden, weil Soja als die große Alternative zum Fleisch anzusehen ist und das Fleisch vollständig zu ersetzen vermag. Nicht zu Unrecht bezeichnet man es deshalb als „Soja-Fleisch". Es soll im Anschluß an die tierischen Eiweißquellen besonders besprochen werden.

Fleisch

Das Überangebot an Lebensmitteln in unserer modernen Industriegesellschaft hat in den letzten 20 Jahren dazu geführt, daß der Fleischverbrauch – vor allem bei Schweinefleisch – um 50% zugenommen hat. Gleichzeitig sank nach Angaben von Prof. Dr. Volker Pudel der Kartoffelkonsum um 70%.

Seit 1910 hat sich in der Welternährung viel geändert. Der Verbrauch an tierischen Produkten erhöhte sich von Jahr zu Jahr. Heute bestehen ca. 70% der Nahrungsmittel aus Tierprodukten. Die deutsche Bevölkerung steht im Fleischverbrauch mit *115,7 kg pro Kopf und Jahr* an zweiter Stelle der Erdbevölkerung. In der gleichen Zeit nahmen die sogenannten Zivilisationskrankheiten immer mehr zu. Es drängt sich die Frage auf, ob hier ein Zusammenhang mit dem steigenden Fleischkonsum zu sehen ist. Durch epidemiologische Studien, auf die ich noch zurückkomme, versuchte man, dieser Problematik nachzugehen. Hier nur ein Beispiel.

Eine Studie an 27.000 vegetarisch (ovo-lacto-vegetarisch), also ohne Fleisch lebenden Menschen in den USA im Vergleich zu Fleischkonsumenten führte zu folgenden Ergebnissen:

Je mehr Fleisch gegessen wurde, um so höher war die Erkrankungsrate an Prostatakrebs, Eierstockkrebs und Herzkrankheiten. Darmkrebs war 1,5mal häufiger, wenn ein- bis zweimal pro Woche Fleisch auf den Tisch kam. Bei Diabetikern mit täglichem Fleischverzehr war das Krebsrisiko 4mal höher. Diese Studie legt natürlich den Gedanken nahe, daß Fleischkost gegenüber der vegetarischen Kost nachteilig ist.

Wie ist die Fleischkost aus rein ernährungswissenschaftlicher Sicht zu bewerten?

Zunächst ist Fleisch ohne Zweifel eine wertvolle Nahrungsquelle. Es könnte daher ein wichtiger Bestandteil einer ausgewogenen Ernährung sein. Rein mengenmäßig müßte man dabei eine Anpassung an die verschiedenen Alters- und Leistungsgruppen vornehmen (Kinder, Jugendliche, Schwerarbeiter, Schwangere, Stillende und Leistungssportler).

Außer der Menge spielt aber beim Fleisch und bei Fleischerzeugnissen der Gesamtfett-, Cholesterin- und Puringehalt eine wesentliche Rolle. *Prof. Dr. troph. M. Hamm*[3] hält eine Menge von 80g fettarmem Fleisch pro Tag (oder dreimal wöchentlich 150g) für angemes-

---

[3] Hamm, Prof. Dr. M., Fachhochschule Hamburg, Fortschritt Med. 1991, Nr. 16, S. 337-340

sen und empfehlenswert auch bei Fettstoffwechselstörungen und erhöhten Harnsäurewerten. Für ihn erfüllt das Fleisch eine wichtige Aufgabe bei der Versorgung des Körpers mit Proteinen (essentiellen Aminosäuren), Vitaminen und Mineralstoffen. Er weist insbesondere darauf hin, daß Fleisch zweifellos die wertvollste *Nahrungseisenquelle* darstellt. Dem kann ganz allgemein nicht widersprochen werden.

Ich möchte aber darauf hinweisen, daß es auch wichtige, wenn nicht sogar entscheidende Argumente für eine *Ablehnung des Fleisches* als Nahrungsmittel des Menschen gibt. Es ist sicher gut, wenn man nicht nur die Fleisch bejahenden, sondern auch die verneinenden Stimmen zur Kenntnis nimmt, um zu einem begründeten eigenen Urteil zu kommen.

Fleisch ja oder nein?

Welche ernährungsphysiologischen und gesundheitlichen Nachteile durch Fleischgenuß entstehen können, möchte ich nachfolgend aufzählen:

1. Müdigkeit nach dem Essen,
2. Temperaturerhöhung des Blutes,
3. Vermehrung der weißen Blutkörperchen,
4. Vermehrung der Säurebildung,
5. erhöhte Klebrigkeit des Blutes (Viskositätssteigerung),
6. Bildung von Karzinogen bei Fleischerhitzung (besonders beim Braten),
7. zuviel erhitztes Fleisch führt zur Fäulnis im Darm, verdickt das Blut, verengt die Haargefäße (Kapillaren) und beschleunigt das Tumorwachstum.

Alle diese Symptome und Veränderungen treten bei fleischfreier Ernährung mit viel Frischkost (Rohkost) nicht oder nur geringfügig auf. Man kann die gesamte Symptomatik als Abwehrmaßnahmen gegen einen Fremdstoff auffassen, den der Körper unter Energieaufwand „verarbeiten" muß.

Dr. med. O. Buchinger[4], der Vater der Fastenkuren, sah das als eine Krafteinbuße, die auch im Leben nachweisbar sein und sich bei

---

[4] Punkt 1–5 nach Buchinger, Der Vegetarier Nr. 3/86: Vegetarismus und Wissenschaft

streng wissenschaftlich-experimentellen Vergleichen der Leistungen von Vegetariern und Gemischtessern im Leistungsstest herausstellen müßte. Diese Versuche sind gemacht worden und haben bewiesen, daß die Vegetarier weitaus belastbarer sind. Sie besitzen mehr Ausdauer und mehr Kraft. Hierzu wären noch hochinteressante Versuche von *Univ. Prof. Irving Fischer* (Yale Universität), *Joteyko* (Brüssel) und die Erfahrungen von *Prof. Baeltz* mit japanischen Rikschah-Leuten und die bekannten Versuche von *Prof. Chittenden* (Eiweißmast) zu nennen.[5]

Der Werbespruch „Fleisch ist ein Stück Lebenskraft" ist schon seit längerer Zeit heftig umstritten. Abgesehen von den ethisch-religiösen, ökologischen und ökonomischen Problemen soll es hier hauptsächlich um die gesundheitlichen und vorbeugenden Gesichtspunkte gehen.

Ist Fleisch überhaupt für den Menschen notwendig, um sich gesund ernähren zu können? Eigentlich ist diese Frage längst beantwortet. Die Antwort lautet heute klar und eindeutig: Eine vegetarische Ernährungsweise ist gesund, vollwertig und führt zu keinerlei Defiziten, wenn sie vielseitig gestaltet wird. Das ist bei dem heutigen Nahrungsangebot keine Schwierigkeit. Eine Reihe von Untersuchungen in den letzten Jahrzehnten hat erwiesen, daß die vegetarische Kost gegenüber der üblichen fleischhaltigen Kost keine Nachteile mit sich bringt, vielmehr gesünder ist und die Lebenszeit verlängert.

Man muß allerdings differenzieren zwischen einer vegetarischen Kost, bei der nur das Fleisch weggelassen wird (ovo-lacto-vegetabile Kost), einer Kost, bei der auch die Eier wegfallen (lacto-vegetabile Kost) und einer völlig tiereiweißfreien Kost (vegane Kost).

Zu der oft gestellten Frage aber, ob die Fleischkost generell schädlich sei, läßt sich nach heutigen Erkenntnissen nur sagen, daß dies, wie bei jedem Nahrungs- und Heilmittel, eine reine Dosierungs- und Qualitätsfrage ist. Ich sehe eine geringe, lediglich als Zukost gebrauchte Menge einwandfreien Frischfleisches als unschädlich an. Bei bestimmten Formen von Blutarmut kann der Preßsaft frischen Muskelfleisches sogar heilkräftig sein.

Wird eine bestimmte, individuell sicher sehr unterschiedliche Menge Fleisch durch häufigen Genuß überschritten, so stellen sich

---

[5] Die Arbeiten der erwähnten Autoren sind in den Dokumenten des „Vegetarier" dargestellt.

Schädigungen ein, insbesondere dann, wenn Fleisch Hauptnahrungs- oder sogar ausschließliches Nahrungsmittel ist. Zur Illustration dieser Frage sei hier der hochinteressante Bericht von *W. Rudolph* über das Auftreten von Skorbutsymptomen bei längerer einseitiger Ernährung mit Fleisch wörtlich aufgeführt:

„Das unfreiwillige Versuchsobjekt war ein deutscher Farmer, der über Zeitspannen von 1 1/2 Jahren in unfruchtbaren Gebieten des Betschuanalandes (Südafrika) mit Ausnahmen eines für kurze Frist bemessenen C-vitaminhaltigen Proviants (rohe Zwiebel) lediglich vom Fleisch erlegter Tiere lebte. Für die erste Zeit bestand seine tägliche Nahrung aus etwa 1kg Fleisch und einer rohen Zwiebel im Gewicht von etwa 200–250g. Da die Zwiebeln nur eine beschränkte Zeit haltbar waren, blieb alsbald nur noch die reine Fleischnahrung auf dem täglichen Kostzettel. Über die Erfahrungen mit einer solchen Nahrung wurden mir folgende Angaben gemacht: Die ersten Monate ließen keinerlei Anzeichen einer Ernährungsstörung erkennen. Nach etwa drei bis vier Monaten, als der Zwiebelproviant längst aufgebraucht war, machte sich ein zunehmendes Mattigkeitsgefühl bemerkbar; gleichzeitig wurden Zahnfleischblutungen beobachtet und ein zunehmendes Schrumpfen des Zahnfleisches. Diese Erscheinungen äußerten sich in der Folgezeit in zunehmendem Maße, und nach etwa einem Jahr wurde eine starke Lockerung der Zähne beobachtet, was als typisches Skorbutsymptom erkannt wurde. Die daran anschließende normale Versorgung mit Nahrungsmitteln, eine Ernährung mit wenig Gemüse, aber reichlichen Mengen frischen Obstes, ließ schon nach wenigen Tagen den kranken Zustand schwinden; es wurde immer stärker das Gefühl körperlichen Wohlseins konstatiert, und nach etwa drei Wochen waren alle C-hypovitaminotischen Erscheinungen verschwunden."

Die Skorbuterkrankung dieses Farmers ist um so bemerkenswerter, da er nach Wegfall der an Vitamin C-reichen Zwiebeln nicht einmal ausschließlich von Muskelfleisch lebte, sondern auch die an sich vitamin- und spurenstoffreichen inneren Organe (Leber, Herz, Nieren, Knochenmark) von Antilopen verzehrte. Dieser Bericht ist ein Beispiel dafür, daß einseitige Fleischkost zu Mangelkrankheiten führt.

Die gleiche Lehre erteilt uns auch das gar nicht genügend bekannte Experiment von *Prof. Gänsslen*. Er verabreichte Studenten täglich 1.500g Fleisch, 30g Weißbrot und Zitronenwasser als ausschließliche Kost. Schon nach zehn Tagen ließen sich durch das Kapillarmikroskop an den feinsten Blutgefäßen (Haargefäße oder Kapillaren) schwere Veränderungen und Schädigungen feststellen. Die normalerweise feinen, schlanken, haarnadelförmigen Gefäße waren verdickt, korkenzieherartig verdreht, ausgedehnt und zum Teil geplatzt, so daß es zu Blutaustritten in das umgebende Gewebe gekommen war. Äußerlich sah die Haut gerötet aus (nicht frischrot, sondern mit einem Ton ins Bläuliche), während das Zahnfleisch angeschwollen war und blutete. Es bedurfte einer längeren strengen Enthaltung von Fleisch, bis sich die Gefäßveränderungen wieder zurückgebildet hatten. Prof. Gänsslen beobachtete bei gesunden Studenten nach Fleischkost Blutdruckanstieg, ein Befund, der auch von anderen Forschern bei Überernährung, insbesondere mit Fleisch, bestätigt wird. Wir wissen, daß bei den von Gemischtkost lebenden *Benediktinern* und *Franziskanern* der Blutdruck ab dem dritten Lebensjahrzehnt ansteigt und mit 60 Jahren ca. 160mm Hg beträgt, während bei den vegetarisch lebenden *Karmelitern*, *Karthäusern* und *Trappisten* in allen Lebensaltern nur ein Blutdruck von 120mm Hg gemessen wird. Bekannt ist auch, daß die Tätigkeit der Schilddrüse durch fleischreiche Kost angeregt wird. Personen, die bereits an einer Überfunktion der Schilddrüse leiden – man nennt die entsprechende Krankheit Hyperthyreose oder Thyreotoxikose –, können durch starke Fleischkost eine ausgesprochene Verschlechterung ihres Krankheitsbildes oder ein mangelhaftes Ansprechen auf die verordneten Heilmittel erleben.

Schon vor mehr als 40 Jahren wies *Dr. Bircher-Benner* darauf hin, daß das, was hier experimentell mit übertriebener Fleischkost in zehn Tagen geschah, sich millionenfach bei der üblichen Fleischkost im Verlauf von zehn Jahren abspielt.

Überernährung, vor allem mit Fleisch, ist von wesentlicher Bedeutung bei der Entstehung der *Verkalkung* (Arteriosklerose), bei krankhafter Vermehrung der Blutmengen und der roten Blutkörperchen (*Polyzythämie*), bei *Thrombose* und *Embolie*, bei der Bildung von *Gallensteinen*, der Ausbildung der Schuppenflechte, der Vorsteherdrüsenvergrößerung (Prostatahypertrophie) und bei der Entwicklung von *Gebärmuttermyomen* sowie wahrscheinlich auch bei Krebs. Eine nicht zu unterschätzende Rolle spielt die überwiegende Fleischnahrung auch bei der Entstehung der *Gicht*, der *Nierensteine* (besonders Uratsteine) und beim Zustandekommen von allergischen Reaktionen. Dagegen hemmt oder beseitigt die vegetarische Diät die meisten allergischen Zustände. Während bei Völkern, die viel Fleisch essen, Blinddarmentzündungen nicht gerade selten sind, kommen sie bei Völkern mit vorwiegend lacto-vegetabiler Kost nur vereinzelt vor.

Tiereiweißreiche und vor allem fleischreiche Kost weist einen hohen Anteil an dem als unentbehrlich angesehenen Eiweißbaustein *Tryptophan* auf. Die Aminosäure Tryptophan wird mit Fleisch, Fisch, Eiern und Käse in mehrfach höheren Anteilen aufgenommen als aus der Pflanzennahrung. Die Aminosäure Tryptophan ist sicher notwendig und lebenswichtig. Überschüssige Mengen, wie sie durch eine tiereiweißreiche Nahrung auftreten, sind aber sicher schädlich, da sie das Wachstum bösartiger Zellen begünstigen können. Tryptophan wird im Stoffwechsel nämlich zu Anthranilsäure und Hydroxyanthranilsäure abgebaut. Beide Substanzen sind krebserregend. Das heißt mit anderen Worten: Tiereiweißreiche, vor allem fleischreiche Nahrung, kann zur *Krebsentstehung* beitragen. Auch Milch und mehrere Vegetabilien wie Kartoffeln und Spinat enthalten Tryptophan, aber nur in notwendigen Mengen, die der Organismus auch abbauen und verarbeiten kann. Dabei entsteht auch nicht der durch Indol und Skatol bedingte Fäkalgeruch. Führt man die reine Aminosäure Tryptophan in größeren Mengen (1–5g) zu, so wirkt sie einschläfernd. Vielleicht hängt damit die Müdigkeit zusammen, die sich bei vielen Menschen oftmals nach üppiger Mahlzeit einstellt. Die mit der normalen Nahrung aufgenommene Menge beträgt etwa 1g. Mengen über 5g verändern die Hirnstromkurve (EEG).

Fleisch ist eine der Hauptquellen für die *Harnsäurebildung*. Harnsäure ist eines der stärksten Gifte für den menschlichen Organismus. Wenn der Harnsäurewert im Blutserum durch erhöhten Genuß von vorwiegend tierischem Eiweiß den Normalwert übersteigt, kann es zur Gichtentwicklung kommen. Bei *Leukämie* wie auch bei jedem schnell wachsenden Tumor steigt der Harnsäurespiegel ebenso an. Er ist auch für eine sehr schmerzhafte und deformierende Form von *Arthritis* und für die Bildung von *Nierensteinen* verantwortlich. Damit ist aber die negative Rolle der Harnsäure noch nicht erschöpft. Ein normaler Harnsäurespiegel im Blut (Männer 2,6–6,5mg pro 100ml, Frauen 2,0–6,3mg pro 100ml) ist als Anreiz für die geistigen Funktionen notwendig. Wenn aber eine *anhaltende Vermehrung* im Blut auftritt, wird die Harnsäure zum Gift und spielt bei Erkrankungen der Nerven und des Gehirns eine gewichtige Rolle, wobei auch die geistigen Funktionen beeinträchtigt werden.

Der menschliche Organismus kann im Unterschied zu den meisten Säugetieren das *Enzym Uricase* nicht bilden und deshalb die aus purinreicher Nahrung (besonders Fleisch, aber auch Hülsenfrüchte) als Endprodukt des Purinstoffwechsels entstehende Harnsäure nicht abbauen. Harnsäure ist zudem schwer wasserlöslich und nur langsam über die Nieren ausscheidbar. Ein *dauernd zu hoher Harnsäurespiegel* wirkt als starker Nervenerreger und Streß bedingender Faktor. Eine Dauererregung des Gehirns führt daher zu schnellem Nachlassen der geistigen Leistungsfähigkeit sowie zu vorzeitiger Abnutzung und Alterung, weil die Dauerstimulierung die Regenerationsfähigkeit des Organismus zu kurz kommen läßt.

Wer sich hauptsächlich mit Fleisch ernährt, läuft Gefahr, einen *Manganmangel* zu erleiden. Die tierischen Produkte, insbesondere das Fleisch, enthalten sehr wenig oder gar kein Mangan. Mangan ist aber wichtig für die normale Funktion des zentralen Nervensystems, für die Verdauung, für die Bildung des Schilddrüsenhormons Thyroxin, für die Fortpflanzung und Aktivierung von Enzymen. Die pflanzlichen Lebensmittel stellen sehr gute Manganquellen dar, besonders Vollgetreide, Hülsenfrüchte, Nüsse, Blattgemüse, Preiselbeeren und Heidelbeeren.

Bei einer krankhaft veränderten *Bakterienbesiedlung* des Darms wird die Darmschleimhaut geschädigt, sie kann sogar entarten. Dabei treten nicht nur Stuhlunregelmäßigkeiten (Verstopfung oder Durchfall) auf, es zersetzen sich auch die Eiweißbestandteile der Nahrung, besonders bei reichlichem Fleischgenuß. Hierbei werden giftige Stoffe, nämlich *Indol* und *Skatol*, gebildet. Bei einer häufig bestehenden Verstopfung führen diese Stoffe zu einer *Selbstvergiftung des Körpers*, die sich in schneller Ermüdbarkeit, in Kopfschmerzen, Schwindel, Nervosität, Arbeitsunlust und Konzentrationsschwäche äußert. Um diese Vergiftung mit ihren verhängnisvollen Folgen zu bekämpfen, bedarf es einer fleischfreien und rohkostreichen Vollwertnahrung, wobei auch milchsäurehaltige Nahrungsmittel (milchsaure Gemüse wie Sauerkraut, aber auch Buttermilch und Bioghurt) eine wesentliche Rolle spielen.

Fleisch ist für viele Menschen ein Hauptbestandteil ihrer Mahlzeiten. Die Ausführungen über das Fleisch in unserer Nahrung haben wohl deutlich gemacht, daß es für die Versorgung mit Nährstoffen nicht erforderlich ist. Es bringt gerade in unserer Zeit besondere Probleme und Schwierigkeiten mit sich. Fleischkost ist Leben „aus zweiter Hand".

Wer die Vorteile und Mannigfaltigkeit der Pflanzenkost erkannt hat, kann leicht auf Fleisch verzichten. Wer durch eine gesunde, fleischlose Ernährungsweise erlebt, daß auch manche körperlichen Beschwerden und Krankheiten verschwinden, wird dankbar und erfreut sein und seine tägliche Fleischration nicht mehr vermissen. Es ist richtig, daß mit dem Vegetarismus fast immer ethische, ökologische, religiöse und weltanschauliche Aspekte verbunden sind, aber unsere Gesundheit allein sollte uns soviel Wert sein, unsere Ernährungsweise neu zu überdenken.

Milch und Milchprodukte

Hier soll nur von der in unserem Lande als Nahrungsmittel meist verwendeten Kuhmilch und den aus ihr gewonnenen Milchprodukten die Rede sein. Die Kuhmilch enthält alle lebenswichtigen Hauptnähr- und Ergänzungsstoffe in einer Menge und in einem Verhältnis, so daß ein Erwachsener mit dem Genuß von einem halben Liter Milch ein Drittel des *Tageseiweißbedarfs* (Tagesbedarf 35–50g Eiweiß) decken kann. Der Fettbedarf (Tagesbedarf ca. 35–60g) wird mit 16,7g ebenfalls zur Hälfte erreicht.

Zur Deckung des Tagesbedarfs an *Kohlenhydraten* kann die Milch kaum beitragen. Sie weist nur 4,55g in 100ccm in Form von Milchzucker auf. Das entspricht 18,2g Kohlenhydrate in 500ccm Milch. Der Tagesbedarf beträgt aber zwischen 1.260 und 1.500 Kalorien = 315–375g.

Der *Milchzucker* ist das spezifische Kohlenhydrat aller Milcharten. Er entsteht in der mütterlichen Milchdrüse und kommt sonst in der Natur nirgends vor. Er hat daher eine besondere biologische Bedeutung. Von allen Milcharten ist der Lactosewert in der Frauenmilch am höchsten (7,00g in 100ccm).

Die Zuckerarten pflanzlichen Ursprungs (Dextrose, Laevulose, Saccharose und Maltose) stellen leichtlösliche Zucker dar, die unmittelbar oder nach Spaltung durch entsprechende Fermente im Magen und Zwölffingerdarm vom Darm aufgesaugt werden. Sie dienen dann im Stoffwechsel als Energielieferanten.

Milchzucker (Lactose) ist dagegen schwer löslich und gelangt immer nur teilweise zur Aufsaugung. Die Aufspaltung des Milchzuckers ist nur möglich, wenn das dazu nötige Ferment *Lactase* zur Spaltung des Milchzuckers in Dextrose (= Glucose = Traubenzucker und Galaktose) zur Verfügung steht. Normalerweise wird die notwendige Lactase von der Schleimhaut des unteren – alkalisch reagierenden – Dünndarmgebietes produziert. Die Lactaseproduktion tritt aber nur dann auf, wenn fortwährend der spezifische Milchzuckerreiz auf den Dünndarm besteht. Das ist beim Säugling, der mit Muttermilchnahrung andauernd Milchzucker erhält, der Fall. So kommt es zu einer fortwährenden fermentativen Spaltung des Milchzuckers in Dextrose und Galactose.

Fehlt der Milchzucker in der Nahrung z. B. bei einem Menschen, der keine Kuhmilch aufnimmt, dann bleibt die Lactaseproduktion aus. Findet die Lactaseproduktion trotz Aufnahme von Milchzucker nicht statt, dann gelangt der größte Anteil des Milchzuckers in die tieferen Darmabschnitte, wo er bakteriell unter Milchsäurebildung vergoren wird. Durch die bakterielle Vergärung entsteht aus Milchzucker die Milchsäure, die den gleichen Kalorienwert wie der Milchzucker aufweist. Die Vergärung des Milchzuckers in Milchsäure erfolgt durch das im sauren Dünndarmgebiet vorherrschende Bakterium acidophilum, und zwar in verträglichen Mengen.

Diese *Milchsäure* bildet im ernährungswichtigen Dünndarm zunächst einmal einen antiseptischen Schutz gegen darmfremde Keime. Außerdem löst sie das wertvolle Kalzium aus der Nahrung und leistet damit einen wesentlichen Beitrag zur Kalkversorgung des Organismus.

Wenn – wie bei einem mit Muttermilch gestillten Säugling – im alkalischen Dünndarmgebiet ausreichend Laktase entsteht, gehen fermentativ aus dem Milchzucker die Spaltprodukte *Glukose* und *Galaktose* hervor. Glukose ist eine hervorragende Energiequelle, und Galaktose fördert

1. die Fettresorption und
2. die Bildung von Galaktosiden,

das sind die auf die weiße Substanz des Gehirns wirksamen fettähnlichen „Cerebroside". Sie kommen im Gehirn zu 11% vor. Zweifellos sprechen diese Feststellungen für die *große biologische Bedeutung des Milchzuckers im menschlichen Organismus.*

Prof. Dr. med. et phil. Tr. Baumgärtel (München) hat aber auch noch über weitere wichtige Zusammenhänge berichtet, die wir unbedingt zur Kenntnis nehmen müssen. Der Säugling nimmt mit je 100ccm Muttermilch 7,00g Milchzucker (Laktose) auf, der im Verlauf der Magen-Darm-Passage zunächst durch das Ferment Lactase und im Dickdarm, soweit es nicht vorher geschehen ist, auch noch durch Bakterien vergoren und in Milchsäure umgebaut wird. Abhängig von dem jeweiligen Säuregrad (pH-Wert) entwickelt sich eine überwiegende Bifidum- oder Coliflora.

Frauenmilch enthält viel mehr Laktose und viel weniger Eiweiß als die *Kuhmilch*. Das bei der Kuhmilch bestehende Verhältnis von 1 Teil Eiweiß zu 1,3 Teilen Laktose führt zur Entstehung einer überwiegenden Coliflora, während das bei der Frauenmilch bestehende Verhältnis von 1 Teil Eiweiß zu 6,1 Teilen Laktose eine vorwiegenden Bifidumflora entstehen läßt. Die Bifidumflora hat sich nun als die beste Sicherung für das Gedeihen des Säuglings herausgestellt.

In jahrzehntelanger Forschung hat man deshalb versucht, auch beim mit Kuhmilch ernährten Säugling eine Bifidumflora zu entwickeln. Man glaubte, daß sich durch eine starke Säuerung des Dickdarmmilieus eine ausreichende Entwicklung der Bifidumflora erreichen ließe. Eine stärkere Säuerung war aber mit den dazu ausgewählten Milchsäureprodukten (Joghurt, Joghurtextrakte, Fruchtsäuren und Sauerkraut) nicht zu erreichen, weil die Milchsäureprodukte während der Magen-Darm-Passage den größten Teil der Säure durch die Aufsaugung im Darm verlieren. Dadurch erreicht nur wenig Säure den Dickdarm. Milchzucker wird im Dünndarm kaum aufgesaugt, erreicht in größerer Menge den Dickdarm und regt ihn zu starker Säuerung an. Wenn im Dickdarm das Nahrungseiweiß zum Milchzucker in einem Verhältnis von 1: 2,5 vorhanden ist, kommt es rasch zu einer reichen Entwicklung der gewünschten Bifidumflora. Das gelingt auch noch beim Erwachsenen. Wenn genügend Milchzucker aufgenommen wird, laufen die ganzen biologischen Prozesse ohne Schwierigkeiten ab. Der *Milchzucker hat also eine große biologische Bedeutung insbesondere für den Säugling.*

Prof. Dr. Baumgärtel wies auch darauf hin, daß Milchzucker ein ausgezeichnetes *Heilmittel bei einer Proteusinfektion* ist. Proteus ist ein Gattungsbegriff für einige Stäbchenbakterien, die die Erreger zahlreicher Krankheiten sind, z. B. Harnwegsinfekte, Magen-Darm-Entzündungen, entzündliche Infektionen von Wunden und schwere

Eiterungen. Am häufigsten kommt der Erreger Proteus vulgaris vor.

Nach *Anwendung von Antibiotika*, die die Darmbakterienflora und Säureverhältnisse verändern, kommt es häufig zu einer Proteusinfektion. Medikamente, welche die Säureverhältnisse normalisieren sollen, sind oft ohne jeden Erfolg. Prof. Baumgärtel stellte jedoch fest, daß „jede Proteusinfektion durch Verabfolgung von Milchzucker restlos behoben werden kann". Darüber hinaus sagt Prof. Baumgärtel wörtlich: „Überhaupt können *pathologische* (krankhafte) *Dickdarmfloren* (Keimansammlungen im Dickdarm) *durch Milchzucker normalisiert* werden, weil der Milchzucker das optimale Nährsubstrat (Nahrungsmittel) für Bact. coli., Bact acidophilum und Bact. bifidum darstellt (die drei wichtigsten Darmbakterien also), die den Milchzucker unter Milchsäurebildung vergären." Äußerst wichtig ist noch, daß sich im Verlauf der Milchsäurevergärung die Milchsäurebakterien lebhaft entwickeln. Sie sind dann zum *Aufbau fast der gesamten Vitamin B-Gruppe* und des Vitamin K befähigt.

Die ganzen Prozesse zeigen die große biologische Bedeutung für den Menschen, und zwar in allen Altersgruppen. Milchzucker kommt aber, wie bereits festgestellt, nur in der Milch vor. Die normale Darmflora , d.h. die Bakterienbesiedlung des Darmes, ist nach Ansicht von Herrn *Prof. Dr. Demling*[6] (Erlangen) maßgeblich an der Anregung und dem Training des Imunsystems beteiligt.

Vegan lebende Menschen lehnen nun allerdings Milch und Milchprodukte ab. Damit entfällt auch die Versorgung mit Milchzucker. Nur der Säugling erhält, solange er Muttermilch bekommt, die nötige Menge Milchzucker.

Eine Mutter, die ihren Säugling nicht stillen kann, hat die Möglichkeit, ihrem Kind Säuglingsnahrung auf Kuhmilch- oder Sojabasis zu geben. Voraussetzung für diese Ernährung ist aber, daß

1. keine Allergie gegen Kuhmilch bzw. Soja besteht und
2. keine Unverträglichkeit gegen Laktose vorhanden ist.

Bei einer Säuglingsernährung auf *Kuhmilchbasis* erhält der Säugling die notwendige *Laktose*. Bei einer Säuglingsernährung auf *Sojabasis fehlt* die Laktose. Deshalb kann sich die für den Säugling optimale Darmbakterienbesiedlung (Laktobazillus bifidus) nicht entwickeln. Wenn keine Laktoseunverträglichkeit besteht, ist darum zu

---

[6] Demling, Prof. Dr., Erlangen, Ärtzezeitung Nr. 220, Jahrg. 12, Dez. 1993, S. 12

empfehlen, der Sojanahrung die erforderliche Menge Milchzucker hinzuzufügen. Genaue Mengenangaben sind der Packung „Edelweiß Milchzucker" (Apotheke) zu entnehmen. Es sollte aber auch eine Rücksprache mit dem Kinderarzt stattfinden. Leidet ein Kind an einer *Sojaeiweißallergie* und zugleich auch an *Laktoseunverträglichkeit*, sollte man ebenfalls den Kinderarzt konsultieren, der noch spezielle Formula-Diäten für den Säugling anbieten kann.

Kasein ist das wichtigste Protein der Milch – auch der Muttermilch – und damit von großer Bedeutung für den Säugling. Während der Stillzeit tritt ganz natürlich eine höhere Kalziumaufnahme (Resorption) ein. Das erklärt sich aus dem Auftreten von Kasein in der Muttermilch. Dieses Milcheiweiß hält das Kalzium im gelösten Zustand und fördert damit eine bessere Aufnahme durch den Darm. So kann das Kalzium in der Muttermilch vom Säugling sehr gut aufgenommen und verwertet werden. Dasselbe gilt auch für das Kasein in der Kuhmilch. Es trägt dazu bei, daß das Kalzium auch aus pflanzlichen Lebensmitteln gut aufgenommen wird.

In der Kuhmilch schwankt der *Kaseingehalt der Milch* in den ersten elf Tagen nach dem Abkalben zwischen 2,2 und 2,72%. Eiweißreiche oder eiweißarme Futtermittel beeinflussen den Eiweißgehalt der Milch lediglich um 0,05–0,1%. Der Fettgehalt kann bei entsprechendem Futter bis zu 0,3% abweichen. In den ersten elf Tagen nach dem Abkalben geht er von 5,4% bis auf 3,4% zurück.

Zwischen Kuh-, Schaf- und Ziegenmilch einerseits und der Muttermilch andererseits gibt es hinsichtlich des Eiweißes, und zwar des kompletten Eiweißes, nicht nur des Kaseins, große Unterschiede. Im Gegensatz zu den anderen Milcheiweißen gerinnt das Kasein durch Hitzeeinwirkung normalerweise nicht. Diese besondere Eigenschaft macht die Pasteurisierung und Sterilisierung der Milch möglich. Durch die Milchsäure, wie sie z. B. durch die Milchsäurebakterien erzeugt wird, gerinnt das Kasein bereits bei geringer Säureeinwirkung. Dabei nimmt die Säure die an die Eiweißverbindungen gebundenen Kalkanteile auf und verändert dadurch das kolloidale Gleichgewicht so, daß das Eiweiß ausflockt. Das ist der erste Schritt zur Sauermilch- und Quarkherstellung.

Wichtiger noch als das Verhalten des Kaseins auf Hitze- und Säureeinwirkung ist die Frage, ob Kuhmilch für den Erwachsenen eine gute und gesunde Eiweißquelle darstellt oder unter Umständen auch schädliche Eigenschaften hat.

Einfach gefragt: *Können Milch und Milchprodukte krank machen?*
Seit Jahrzehnten gibt es darüber Auseinandersetzungen. Es gibt
Menschen, die ihr Leben lang Milch trinken und keinerlei nachteili-
ge Folgen verspüren. Es gibt aber auch die Auffassung, daß *der größte
Teil der Erdbevölkerung auf Kuhmilch mit Krankheitserscheinungen
reagiert.*[7] Eine ganze Reihe von wissenschaftlichen Untersuchungen
bestätigen die Aussage für folgende Erkrankungen: Asthma, Bronchitis, Heuschnupfen, Erkältungen, Nasenschleimhautentzündun-
gen, laufende Nase und Mittelohrentzündungen.

Ein führender Gesundheitsberater in den USA und Direktor der
Abteilung für Ernährung des Internationalen Gesundheitssystems in
Santa Monica, Kalifornien, schrieb: „In siebzehn Jahren ist mir nicht
ein Kind untergekommen, das an Mittelohrentzündungen litt und
keine Milchprodukte verzehrte."[8]

Der an der Western-Cape-Universtät in Kapstadt (Südafrika) täti-
ge *Prof. Dr. Veith*[9] macht über das Kasein folgende Angaben: „Kasein regt auf natürliche Weise die Schilddrüsenfunktion bei den Kindern an. Da die Schilddrüse an vielen Entwicklungsprozessen, auch
an der Entwicklung des Nervensystems, beteiligt ist, könnte *zuviel
Kasein* ungünstige Wirkungen auf die Stoffwechselvorgänge der Kinder auslösen." Und weiter: „Die Anwesenheit von Kasein in der
Nahrung der Säugetiere wird mit erhöhten Cholesterinspiegeln und
verschiedenen degenerativen Erkrankungen in Verbindung gebracht,
wie z. B. Arteriosklerose. Kaninchen entwickelten nach Kaseinfütte-
rung Arteriosklerose, aber diese Auswirkung konnte *durch Zufügen*
einer pflanzlichen Proteinquelle wie Sojabohnenmehl reduziert werden. Eine Senkung der Cholesterinwerte wurde beim Menschen beobachtet, nachdem Fleisch- und Milchprodukte durch Sojaprotein
ersetzt wurden." Er verweist dabei auf amerikanische Arbeiten.

Ein Säugling, der nicht gestillt und mit *Sojasäuglingsnahrung* ernährt wird, erhält weder das für ihn in den ersten Lebensmonaten so
wichtige Kasein noch Cholesterin, welches er mit der aus Kuhmilch
angepaßten Säuglingsnahrung erhalten würde. Wenn in einer Säug-

---

[7] Dreyfuss, John: Der größte Teil der Menschheit ist allergisch gegen Milch (Magiority of the
World's Population Suffers Allergie Reaction to Milk), in: „Los Angeles Time", 18.9.1984, nach
H. u. M. Diamond, Lit. Nr. 121
[8] Diamond, H.: Fit for live 2, Living Health, Warner Books, Jnc., New York
[9] Veith, Prof. Dr. W.J.: Ernährung neu entdecken, Wissenschaftliche Verlagsgesellschaft,
Stuttgart, 2. Auflage 1996

lingsnahrung drei so wichtige Faktoren wie Milchzucker, Kasein und Cholesterin fehlen, sollte sich jede Mutter, die ihr Kind nicht stillen kann, gut überlegen, welche Nahrung für ihr Kind dann am besten ist. *Dr. Lothar Burgerstein*[10] formuliert deshalb ganz deutlich: „Vor Soja als Säuglingsnahrung wird gewarnt." Ausnahmen bilden natürlich Kinder mit Kuhmilcheiweißallergie oder Milchzuckerunverträglichkeit.

Eier

Eier liefern von allen Nahrungsmitteln die perfektesten Eiweißbestandteile. Sie enthalten aber auch eine erhebliche Menge an Cholesterin, das von den meisten Menschen als Ursache für *Arteriosklerose, Herzerkrankungen* und eine Reihe anderer Krankheiten angesehen wird. Das ist aber – wie in vielen anderen Fällen – hauptsächlich eine Dosierungsfrage. Je nach der Menge des mit der Nahrung zugeführten Cholesterins kann es zu guten, sehr erwünschten wie auch zu unguten, schädlichen Wirkungen führen. Zunächst die Guten:

- Cholesterin ist Hauptlieferant der Vorstufe von lebenswichtigen Hormonen der Nebenniere und der Sexualhormone.
- Cholesterin hat Funktionen im Kohlenhydratstoffwechsel.
- Cholesterin wird von den ultravioletten Sonnenstrahlen in das außerordentlich wichtige Vitamin D3 umgewandelt, das in rein pflanzlichen Nahrungsmitteln *nicht* vorkommt. Ganz ohne die fettartige Substanz Cholesterin geht es also auch nicht.

Cholesterin kann aber auch *schädliche Wirkungen* haben. Es kommt sehr darauf an, mit welchen Eiweißstoffen (Proteinen) es verbunden ist. Man unterscheidet zumindest drei Fett-Eiweiß-Verbindungen von unterschiedlicher Dichte und dementsprechend unterschiedlicher Wirkung. Zwei der Fett-Eiweiß-Verbindungen werden durch *Steigerung des Cholesterinspiegels* und Einlagerung in die Arterienwände und mit den schon genannten Herz-Kreislauf-Erkrankungen in Verbindung gebracht. Eine weitere Fett-Eiweiß-Verbindung, das sogenannte High-density-Lipoprotein (das Lipoprotein von sehr

---

10 Burgerstein, Dr. L.: Heilwirkung von Nährstoffen, 6. Auflage 1991, Karl F. Haug Verlag, Heidelberg, S. 73

hoher Dichte) hat eine *cholesterinsenkende Wirkung*. Es vermag sogar Cholesterin aus der Arterienwand zu mobilisieren und der Leber zum physiologischen Abbau zuzuführen.

Die Tatsache, daß Cholesterin sowohl gute wie ungute (krankmachende) Eigenschaften im menschlichen Körper entfalten kann, bestätigt die Auffassung, daß es lediglich eine *Frage der Dosierung* ist, ob die eine oder andere Wirkung auftritt.

Die Tatsache, daß der menschliche Körper in der Lage ist, Cholesterin selbst aufzubauen, sagt uns, daß es nicht unbedingt notwendig ist, mit unseren Nahrungsmitteln weitere wesentliche Mengen zuzuführen. Führen wir zuwenig zu, bildet der Körper von sich aus mehr.

Bedenklich ist es, *Eipulver* zu verwenden, das durch *Sprühtrocknung* hergestellt wird. Bei der Sprühtrocknung verwandelt sich das Cholesterin in Oxycholesterin. Dasselbe passiert auch bei der industriellen Verarbeitung von anderen cholesterinhaltigen Lebensmitteln. Die oxydierten Formen schädigen den normalen Stoffwechsel in den Zellen der Arterienwände und rufen im Tierexperiment atherosklerotische Veränderungen hervor.[11] Mäßigkeit ist auch in der Cholesterinfrage wieder der Schlüssel zum Verständnis der Zusammenhänge.

Aus ernährungsphysiologischen Gründen ist es nicht notwendig, Eier zu essen. Es kann aber auch zuweilen eine wesentliche Hilfe sein, ein bis zwei Eier in der Woche zu verzehren. Die Eier enthalten nämlich eine erhebliche Menge an wertvollen *Mineralien* wie Kalzium, Molybdän, Selen u. a., viele *Vitamine*, darunter Vitamin B12, A, D, *Folsäure* und *Lezithin*. Die einzelnen Werte sind aus der nachfolgenden Tabelle zu ersehen. Das einzige Vitamin der D-Familie, das im menschlichen Körper heimisch ist, das *Vitamin D3*, befindet sich besonders im Eigelb. Das *rohe Eier-Eiweiß* kann auch schädlich sein, weil es *Avidin*, einen Eiweißstoff enthält, der zu einem Mangel an Biotin führt. Eiklar steht in der Liste der Nahrungsmittelallergien leider an erster Stelle.

Das Ei hat zwar den höchsten Eiweißgehalt, es ist aber auch sehr *phosphorreich*. Nach Diamond[12] verursacht eine stark phosphorhalti-

11 Fischer, K.-H. et al., Z. Lebensmittel Unters. Forsch. 1985/81/ S. 14; Pollmer, Fock, Gonder, Haug: Prost Mahlzeit, Krank durch gesunde Ernährung, Kiepenh. u. Witsch, Köln 1994
12 Diamond, H. u. M.: Fit fürs Leben, 3. Auflage. 1992, Goldmann Verlag

ge Ernährung einen beträchtlichen Anstieg des Phosphorspiegels im Blut. Da der Körper bestrebt ist, immer das richtige Kalzium-Phosphor-Verhältnis einzuhalten, entzieht er den Knochen Kalzium, um den Phosphorüberschuß zu neutralisieren – sonst bestände Lebensgefahr. Softdrinks, Fleisch und Milchprodukte enthalten meist viel Phosphor. Das ist ein Hinweis, daß insbesondere alle, die an Osteoporose leiden, sehr sparsam mit Eiern umgehen oder sie besser ganz meiden sollten.

Dasselbe gilt auch für Tumorkranke. Die krankmachenden Anaerobier (ohne Sauerstoff lebende Bakterien) in unserem Körper leben von Phosphor. Der grüne Pflanzenfarbstoff Chlorophyll enthält viel gebundenen Sauerstoff und ist damit der Gegenspieler des Phosphors. Dieser im *Chlorophyll* gebundene Sauerstoff verhindert die Vermehrung der Anaerobier. Außerdem werden die gesunde Zellen genügend mit Sauerstoff versorgt, so daß sie nicht entarten und zu wuchernden Krebszellen werden.[13] Damit dieser Effekt zustande kommt, bedarf es, wie schon erwähnt, der täglichen Zufuhr von 30–50% Rohkost.

Durch *fortlaufenden Eiergenuß* (z. B. täglich ein Ei) besteht auch die Gefahr eines viel zu hohen Eiweißverbrauchs. Das fördert bei Kindern zwar das Wachstum und die Reifung, aber es führt auch zur Akzelleration (zum übermäßigen Längenwachstum), zu einer verfrühten Pubertät und oft einer überschnellen Reifung bei fehlender innerer Festigung. Vielerlei Spannungen sind dann fast unausweichlich. Kinder sollten über die bei der Speisenzubereitung verwendeten Eier keine zusätzlichen Eier erhalten.

Ein dauernd *zu hoher Eiweiß-, besonders Tiereiweißverbrauch*, hat auch Folgen für die Erwachsenen. Nach *Dr. Veith*[14] enthalten tiereiweißreiche Kostformen wenig Kohlenhydrate, insbesondere wenig Ballaststoffe (Faserstoffe). Bei wenig Kohlenhydraten im Darm verwenden die Darmbakterien die Eiweißrückstände für ihren eigenen Stoffwechsel. Dabei wird Ammoniak frei, das seinerseits die Zellproliferation (= Zellwucherung) steigert, die DNS-Synthese verändert und mit Dickdarmkrebs in Verbindung gebracht wird.

Seit dem Jahre 1984 wurden in Eiern und Eiprodukten immer wieder *Rückstände von chemischen Mitteln* gegen die Infektion der

---

13 Ulmer, G. A.: Ernährung mit Vernunft, Günter Albert Ulmer Verlag, Schönaich
14 Veith, Prof. Dr. W.J.: Ernährung neu entdecken, Wissenschaftliche Verlagsges., Stgt., 1996

roten Kückenruhr festgestellt. Diese Mittel werden Kokzidiostatica genannt. Da bis heute verbindliche Angaben über zulässige – das heißt für den Menschen unschädliche – Höchstmengen fehlen, ist eine sichere und kontrollierte Anwendung nicht möglich. Bei Eiern aus der Massentierhaltung ist daher weiterhin mit schädlichen Rückständen zu rechnen. Wir haben also keine Sicherheit, ob wir uns mit Eierspeisen und Hühnerfrikassee mehr schaden als nützen.

Infektionen mit Salmonellen, meist mit dem Erregertyp Salmonella enteritidis, sind ein weiterer wichtiger Grund, Eier und Geflügelfleisch zu meiden. Seit 1976 nahmen die Salmonellen-Infektionen in den USA und den europäischen Ländern um das 5- bis 6fache zu. In England und Schottland stieg die Anzahl der Erkrankungen von 413 im Jahre 1982 auf 16.693 (1991) epidemieartig an. Die meisten Erkrankungen entstehen durch den Genuß von Lebensmitteln, die Salmonellen enthalten. Sie finden sich vor allem im *Geflügelfleisch*. *Prof. Dr. med. M. Kist*[15] stellte fest, daß 60% des Fleisches mit Salmonellen verunreinigt sind und sich an dieser Situation in den vergangenen Jahren nichts Wesentliches geändert hat.

Bei Hühnern besteht nach dem Befall meist eine symptomlose Infektion, die sich auch auf den Eierstock und den Eileiter ausdehnt. Die Folge ist dann das Eindringen in das Ei. Bei Zimmertemperatur können sich die Erreger besonders im Dotter in wenigen Tagen massenhaft vermehren. In Deutschland werden etwa 20 Mrd. Eier im Jahr verzehrt. Prof. Kist stellte fest, daß schon ein äußerst geringer Anteil von (ungekochten) Salmonellen-„Eiergranaten" genügen, um eine große Anzahl von Erkrankungen in der Bevölkerung hervorzurufen, die bei alten Menschen lebensbedrohlich werden können. Diese Gefahren lassen sich am besten beseitigen, wenn Eier und Eierspeisen sowie Geflügelfleisch völlig gemieden werden.

Die Anwendung von antibiotisch wirkenden Mitteln ist in der Tierhaltung noch breit gestreut. Nicht selten entwickeln sich dabei neue Rassen von Krankheitserregern, die gegen die bislang verordneten resistent geworden sind, das heißt, daß sie nicht mehr auf die Mittel reagieren. Es können so die medikamentenresistenten Erreger

---

[15] Kist, M., Prof. Dr. med.: Institut für medizinische Mikrobiologie und Hygiene, Klinikum der Universität Freiburg, in: Münch. med. Wschr. 135 (1993), Nr. 34: Gefahr in Rohem Ei!
[16] Hahnberg, S.D., Wells, J.G., Cohen, M.L., 1984, Animal-to-Man Transmission of antimicrobial resistant Salmonella: Investigations of U.S. Outbreaks, 1971–1983, Science 225, 4664: 833–853

und Antibiotikarückstände in der Tiernahrung über den Verzehr tierischer Nahrungsmittel auf den Menschen übertragen werden[16] und zahlreiche Krankheiten auslösen.

Sowohl im Hühnereiklar wie im Eidotter liegen, wie bis heute bekannt ist, zwei Eiweißbestandteile vor, die bei zahlreichen Menschen *allergische Reaktionen auslösen* können. Die allergene Wirkung dieser Eiweißbestandteile geht durch Kochen der Eier auf etwa die Hälfte zurück. Das Eiklar hat eine stärkere Allergiewirkung als das Eigelb. Eiallergiker sind auch häufig gegen Hühnerfleisch, insbesondere Truthahn, allergisch. Selbstverständlich sollten Eiallergiker auf Eier völlig verzichten. Lacto-vegetarische oder vegane Kost ist hier durchaus zu empfehlen.

Wenn man aber keine Eier auf dem Speisezettel haben will, muß man daran denken, daß viele Fertigspeisen, insbesondere Saucen, Aufläufe, Backwaren aller Art, ebenso Suppen, Pudding, Mayonnaisen, Ketchup und panierte Nahrungsmittel, Hühnereiweiß enthalten.[17] Bei echt veganer Kost werden auch diese Speisen vermieden.

Aufgrund des großen Wirkstoffreichtums im Ei ist es für den Ovo-lacto-Vegetarier kein Problem, sich mit den lebensnotwendigen Wirkstoffen vollwertig zu versorgen. Er sollte aber, wenn er (möglichst wenig) Eier verwendet, folgende Regeln beachten:

1. Nur Eier verwenden, die von *freilaufenden Hühnern* stammen. Batterie-Hühner bekommen Antibiotika und Arsen ins Futter, wovon auch immer etwas in die Eier übergeht.
2. Nicht mehr als 1–2 Eier in der Woche essen. Sie müssen wegen der *Infektionsgefahr* hart gekocht sein.
3. Kombinationen mehrerer hoch eiweißreicher Nahrungsmittel sind zu vermeiden wegen der Gefahr einer *Eiweißüberdosierung*. Kombinationen von Ei mit Gemüsen und Salaten sind wesentlich bekömmlicher.
4. Eier zum Binden bei der Speisenzubereitung zu benützen ist nicht unbedingt erforderlich, da hierfür auch Hirsemehl verwendet werden kann.

Wenn Menschen aus irgenwelchen (religiösen, ethischen, weltanschaulichen) Gründen Eier für die menschliche Ernährung ablehnen, dann ist das eine rein persönliche Entscheidung, die man akzep-

---

17 Stemmann, E.A., Prof. Dr. med.: Neurodermitis ist heilbar, S. 81, Kaivos-Verlag, Peine

tieren muß und kann. Aus rein ernährungsphysiologischen Gründen sind Eier nicht unbedingt abzulehnen, wenn die erwähnten Regeln für den Gebrauch beachtet werden und die Menge gering bleibt. Das rohe Ei ist in jedem Fall schädlich. Man darf auch die Salmonellengefahr nicht unterschätzen. Die immer noch bestehenden Bedenken können durchaus der Anlaß dafür sein, auf den Genuß von Eiern zu verzichten.

Die wichtigsten Ei-Inhaltsstoffe

Inhaltsstoffe in 100g	Hühnerei (gesamt)	Hühnereigelb (flüssig)	Trockenvollei	Trockeneigelb
Eiweiß	12,90g	16,10g	46,00g	31,70g
Fett	12,50g	31,90g	41,80g	59,30g
Kohlenhydrate	0,70g	0,30g	2,40g	2,10g
Magnesium	12,00mg	16,00mg	46,00mg	28,00mg
Kalzium	56,00mg	140,00mg	190,00mg	282,00mg
Mangan	30,00mg	0,05–0,2mg		
Eisen	2,10mg	7,20mg	8,80mg	13,80mg
Jod	9,7µg	7,5–15,8µg		
Molybdän	49,00µg	17,00µg		
Selen	10,40µg	30,00µg	0,10mg	
Vitamin A	0,22mg	0,55mg	0,80mg	1,06mg
Vitamin D	1,78µg	2,50–12,00µg	5,00µg	
Vitamin E	0,74mg	2,10mg	2,70mg	3,90mg
Vitamin K	45,00µg			
Vitamin B1	0,10mg	0,29mg	0,44mg	0,90mg
Vitamin B2	0,31mg	0,40mg	1,38mg	0,66mg
Nicotinamid	83,00µg	65,00µg	0,24mg	0,10mg
Pantothensäure	1,60mg	3,72mg	7,35mg	8,24mg
Vitamin B6	0,12mg	0,30mg	80,00µg	0,58mg
Folsäure	65,00µg	0,15mg	0,18mg	0,21mg
Vitamin B12	0,84–3,13µg	2,00µg	9,57µg	7,08µg
Biotin	25,00µg	35,00–70,00µg	84,00µg	0,11mg
Cholesterin	0,582g	1,65g	2,20g	3,10g
Lezithin	2,30g	6,60g	8,60g	12,10g

Die Sojabohne besitzt einen sehr hohen und wertvollen Eiweißanteil, hohen Fett- und Lezithingehalt und wenig Stärke im Kohlenhydratanteil. Die genauen Werte sind der am Schluß dieses Abschnitts folgenden Tabelle zu entnehmen. Durch die fehlende Stärke unterscheidet sich die Sojabohne wesentlich von unseren einheimischen Hülsenfrüchten, die etwa 30% Kohlenhydrate größtenteils in Form von Stärke enthalten.

Die ausgedehnte Verwendung der Sojabohne in Verbindung mit anderen pflanzlichen Eiweißträgern versetzt die vegan lebenden Menschen in die Lage, auf Fleisch, Milch, Käse und Eier verzichten zu können. Das Sojaeiweiß ist vollwertig, d.h., es enthält ebenso wie Fleisch, Eier, Milch und Fisch alle lebenswichtigen Aminosäuren. Da gleichzeitig weitgehend die Purinkörper fehlen und darum keine Harnsäurebildung veranlaßt wird, bleibt es in der Diät dem Fleisch- und Fischeiweiß überlegen. Vollwertige Sojaprodukte können sowohl in der Diät als auch in der normalen Ernährung Fleisch ersetzen. Man sollte allerdings bedenken, daß bei der Bearbeitung der Sojabohne ein erheblicher Verlust an Nähr- und Wirkstoffen entsteht.

Das *Fett der Sojabohne* enthält kein Cholesterin und liegt im Vollsojamehl in feinstverteilter, bis zu 99% verdaulicher Form vor. Durch den hohen Anteil an den lebensnotwendigen ungesättigten Fettsäuren (Vitamin F) ist das Fett biologisch hochwertig und damit in der Diät besonders verwendbar.

Wichtig und interessant ist der ungewöhnlich hohe *Lezithingehalt* der Sojabohne, die nach dem Ei das lezithinreichste Nahrungsmittel darstellt. Das erleichtert nicht nur die küchentechnische Verwertung. Die Sojabohne erobert sich dadurch vielmehr zugleich den Diätzettel, wenn es darum geht, die Nerven- und Gehirnfunktionen zu verbessern oder wieder aufzubauen und die Leberverfettung zu verhüten.

Die *Mineralstoffe* der Sojabohne wirken im Stoffwechsel in hohem Grade alkalisierend, erhöhen somit die Alkalireserve des Blutes. Unter den Mineralien fällt besonders der hohe Gehalt an Kalzium, Kalium, Magnesium und Eisen auf. Gering ist dagegen der Natrium- und Chlorgehalt, was für die salzlose Diät wichtig ist.

Von großer Bedeutung sind Sojazubereitungen bei allen Erkrankungen, die eine kochsalzarme, harnsäurefreie und cholesterinarme

Diät verlangen, also bei Nierenerkrankungen, vielen Hautkrankheiten, Rheuma, Gicht, hohem Blutdruck, Angina pectoris, Arteriosklerose und Gallensteinen.

Eine besondere Besprechung muß noch das *Sojaöl* erfahren, das längst große weltwirtschaftliche Bedeutung erlangt hat. Und das mit Recht! Nur das Weizenkeimöl kann mit den wertvollen Nähr- und Wirkstoffen des Sojaöls konkurrieren. Der Fett- und der Kalorienwert liegen in der Größenordnung der zahlreichen anderen Pflanzenöle. Der Gehalt an Karotin ist mit 3,5mg höher als bei allen anderen pflanzlichen Ölen. Hoch ist auch der Anteil an Vitamin E; ebenso sind die ungesättigten Fettsäuren, wobei wie sooft die Linolsäure an erster Stelle steht, sehr reichhaltig vertreten. Außerdem muß noch der mit 194mg recht ansehnliche Wert für Beta-Sitosterin hervorgehoben werden. Wir haben also ein Zusammenwirken von hochstoffwechselaktiven, die Gesundheit schützenden und diätetisch wirksamen Faktoren, so daß wir das Sojaöl zu den „Stars" der pflanzlichen Öle zählen dürfen.

Sojaprodukte stellen also, soweit sie als vollwertig bezeichnet werden können, besonders für die *vegane Küche* eine notwendige Grundlage dar. Aus der Bohne läßt sich eine Art Butter (Miso), Quark (Tofu), Sojamilch u. a. herstellen. Beliebt ist auch das Auskeimenlassen zu Sojasprossen. Bei *Tiereiweißallergie* ist Soja eine wichtige Alternative für die Deckung des Eiweißbedarfs.

Es muß allerdings noch erwähnt werden, daß es nicht wenige Menschen gibt, die auch auf Soja allergisch reagieren.

Inhaltsstoffe der Sojabohne (in 100g sind enthalten):

Eiweiß	36,90g	Vitamin E	15,30mg
Fett	18,10g	Vitamin K	0,19mg
Kohlenhydrate	6,10g	Vitamin B1	0,99mg
Magnesium	247,00mg	Vitamin B2	0,52mg
Kalzium	257,00mg	Nicotinamid	2,51mg
Mangan	2,80mg	Pantothensäure	1,92mg
Eisen	8,59mg	Vitamin B6	1,19mg
Jod	6,30µg	Folsäure	0,23mg
Molybdän	–,–	Vitamin B12	–,–
Selen	60,00µg	Biotin	60,00µg
Vitamin A	0,38mg	Lezithin	1,80g
Vitamin D	–,–		

Fette

Fett gehört zu den drei wichtigsten Bestandteilen unserer Ernährung. Es ist nicht nur ein sehr wichtiger Energielieferant, sondern lebenswichtiger Baustoff und unentbehrlich für das gesunde Wachstum wie auch für die geistig-seelische Entwicklung des Menschen.

Fettquellen

Fette oder Öle können wir sowohl aus dem Pflanzen- als auch aus dem Tierreich gewinnen. Die pflanzlichen Fette stammen aus Nüssen, Sojabohnen, Getreidekeimen, Sonnenblumen, Pinien, Sesam, Pistazien, Kokosnuß, Avocado, Oliven und Mohn. Tierische Fettquellen sind Butter, Rahm und alle Schlachtfette.

Bei einem Körpergewicht von etwa 70kg trägt ein Mensch etwa 7kg Fett mit sich herum. Der Körper vermag, wenn nötig, Eiweiß und Kohlenhydrate auch in Fett zu verwandeln (Masteffekt). Die *sichtbaren Fette* sind Butter, Margarine, Öl, Bratfett und andere, die wir unseren Speisen in reinster Form zusetzen. Wir sprechen von *versteckten Fetten* in Wurst, Milch, Eiern, Käse, Mayonnaise, Schokolade, Gebäck, Torten, Pommes frites, Kartoffelchips usw. Wurstwaren weisen einen besonders hohen Gehalt an versteckten Fetten auf, und zwar zwischen 30 und 50 Prozent. Die versteckten Fette in den Nahrungsmitteln (tierischer wie auch pflanzlicher Herkunft) müssen bei der Berechnung der täglich zu verwendenden Fettmengen unbedingt berücksichtigt werden. Die meisten Öle und Fette, die bei uns auf den Tisch kommen, sind ernährungsphysiologisch nicht vollwertig, weil ihnen durch die industrielle Verarbeitung wichtige Bestandteile entzogen wurden und dadurch auch chemische Verunreinigungen aufgetreten sind. Manche Gifte in den Nahrungspflanzen können auch aus dem Boden, dem Wasser oder über den Regen aus gifthaltiger Luft stammen.

Fettbedarf (Fettmenge)

Zu den Nahrungsmitteln, die uns besonders viel Energie liefern, gehören die Fette und Öle. Sie haben einen Brennwert von 9,3 Kilokalorien pro Gramm. Pro Kopf und Tag werden in der Bundesrepublik zur Zeit 130g Fett verzehrt, während es im 19. Jahrhundert nur 25g waren.[18] Die starke Zunahme erfolgte besonders nach dem Zweiten Weltkrieg.

Welche *Fettmenge* ist nun nach heutiger Sicht wirklich notwendig? Leider gehen die Ansichten darüber bei den Ernährungswissenschaftlern oft erheblich auseinander. Die Deutsche Gesellschaft für Ernährung (DGE) empfiehlt eine tägliche Fettzufuhr von 35–55g oder 15–25% der Tagesenergiemenge (einschließlich des unsichtbaren Fettes in den Nahrungsmitteln). In Gramm umgerechnet ergibt das bei 15% und einem Tagesenergiebedarf von 2.000 Kalorien fast 35g Fett. Eine ständige Überschreitung des täglichen echten Bedarfs an Öl und Fett schadet mehr als es nutzt. Es spielt dabei keine Rolle, aus welcher Quelle das Fett stammt. Ein Wert von ca. 35–55g Fett täglich entspricht im allgemeinen dem echten Bedarf eines erwachsenen Menschen. Er sollte möglichst weder wesentlich über- noch unterschritten werden.

Fettzusammensetzung

Nicht nur die Fettmenge, die täglich verzehrt wird, sondern auch die Fettzusammensetzung ist sehr wichtig. Zu den Fettstoffen (= Lipiden) zählen die Nahrungsfette (Neutralfette) und die fettähnlichen Stoffe (Lipoide). *Neutralfette* sind Verbindungen von Glyzerin und Fettsäuren, auch Glyzeride genannt (vorwiegend Triglyzeride). *Lipoide* sind verschiedene Substanzen, die in allen Zellen vorkommen, z. B. Cholesterin u. a. Sterine wie Phosphatide und Cerebroside. Die Nahrungsfette (Neutralfette) bestehen also aus Glycerin und Fettsäuren.

Die für unsere Ernährung wichtigste Fettsäure ist die *zweifach ungesättigte Linolsäure*. Der menschliche Organismus kann die Linolsäure nicht selbst bilden. Sie wird daher als essentiell (= unbedingt notwendig) bezeichnet und muß mit der Nahrung zugeführt werden. Das ist außerordentlich wichtig, da die Linolsäure die Grundsubstanz für die im Stoffwechsel gebildeten Prostaglandine (= Gewebshormone) darstellt und ein wichtiges Bauelement für die Zellstrukturen, insbesondere die sogenannten Mitochondrien, liefert.

---

[18] Weise, Dr., D.O.: Harmonische Ernährung, Goldmann-Verlag, S. 224

Mitochondrien sind im Zellplasma sich befindende, stäbchen- oder fadenförmig zusammenliegende Körnchen. Sie bilden die Kraftwerke der Zellen, die mit Hilfe der sogenannten Atmungskette – eine Reihe hintereinandergeschalteter Enzyme – aus Sauerstoff und Wasserstoff Wasser und eine beträchtliche Menge Energie bilden.

Die Bedeutung der Linolsäure

Die unbedingt notwendigen (essentiellen) Fettsäuren sind also äußerst wichtige Bestandteile unserer Nahrung. Das gilt besonders für die Linolsäure.

Der Gesunde benötigt täglich 10g Linolsäure. 100g enthalten

Baumwollsaatöl	47,8g	Distelöl	75,5g
Maiskeimöl	50,0g	Walnußöl	57,5g
Sonnenblumenöl	60,2g	Traubenkernöl	65,6g
Sojaöl	53,4g	Weizenkeimöl	55,8g

	Fettgehalt	Ölsäure	Linolsäure	Linolensäure
Cashewnuß	42,20g	24,20g	6,70g	0,15g
Erdnuß	48,10g	22,10g	13,19g	0,53g
Haselnuß	61,60g	47,40g	6,30g	0,15g
Macadamianuß	73,00g	43,10g	1,70g	0,15g
Mandel	54,10g	36,50g	9,86g	0,26g
Olive, grün	13,90g	10,00g	1,12g	0,13g
Paranuß	66,80g	21,70g	24,90g	0,00g
Pekannuß	72,00g	42,60g	16,90g	0,85g
Pistazien	51,60g	34,60g	6,50g	0,27g
Sesamsamen	50,40g	19,19g	18,70g	0,67g
Sonnenblumenkerne	49,00g	13,38g	27,87g	0,09g
Kokosnuß	36,50g	2,10g	0,68g	0,00g
Sojabohne	8,10g	3,98g	9,80g	0,93g
Avocado	23,50g	15,80g	1,97g	Spuren

Restbetrag = gesättigte Fette

Es ist also sehr einfach, die notwendige Linolsäure durch die Verwendung der genannten Öle zu erhalten. Da aber Veganer isolierte, ausgepreßte, raffinierte, gehärtete und umgeesterte Öle als nicht naturbelassen ablehnen, bleiben als Fettlieferanten nur *die ganzen Früchte und fettliefernden Samen.* Ihr Fett- und Linolsäuregehalt ist in der Tabelle dargestellt.

Gewinnung der Pflanzenöle

Es ist durchaus berechtigt, die käuflichen Öle nach Möglichkeit abzulehnen, da sie Konzentrate aus Naturprodukten darstellen. Sie haben bei der Gewinnung den Charakter eines naturbelassenen Produktes zum großen Teil eingebüßt. Die Samen oder Nüsse werden nach der Zerkleinerung zunächst kalt oder warm *ausgepreßt.* Der Pressrückstand wird nochmals gemahlen und einer *zweiten Pressung* unterzogen. Durch Extraktion mit Benzin wird anschließend dieser Rückstand, der immer noch 10–15% Fett enthält, weiter verarbeitet. Der daraus resultierende fetthaltige Extrakt wird eingedampft und durch Wasserdampfeinblasen im Vakuum von Lösungsmittelrückständen gereinigt. Man erhält so ein reines Speiseöl. Aber es enthält noch viele Begleitstoffe (Wasser, freie Fettsäuren, Staubpartikel, Schleimstoffe, Farbstoffe, Harze, Schwermetalle und Phosphatide), die das Ranzigwerden (Autooxydation) stark beschleunigen. Um das Ranzigwerden zu verhindern und um alle Begleitstoffe zu entfernen, wird nun eine *Raffination* durchgeführt. Die Haltbarkeit des Fettgemisches wird dadurch sehr verbessert, außerdem ist das Öl optisch und geschmacklich verfeinert.

Das Raffinationsverfahren läuft in vier Stufen ab:
1. Entschleimung
2. Entsäuerung
3. Entfärbung
4. Desodorierung
Diese Vorgänge können hier im einzelnen nicht erörtert werden.

Eine weitere eingreifende Bearbeitung besteht nun noch in einer *Fetthärtung* (Hydrierung) und *Umesterung.* Hierbei treten chemische Umwandlungen an den Fettsäure- und Triglyzeridmolekülen auf. Dadurch werden die flüssigen Öle (bei Zimmertemperatur) in feste

Fettstoffe überführt. Für die Margarineherstellung ist das natürlich von großem Nutzen. Es treten dabei aber auch – ernährungsphysiologisch gesehen – sehr unerwünschte Reaktionen auf, durch welche die natürlichen *cis-Doppelbindungen* der Ölsäure und Linolsäure zu 20–40% in die sogenannten *Transfettsäuren* überführt werden. Durch diese Umesterung wird zwar der Schmelzbereich vergrößert und Streichfähigkeit erreicht, aber die speziellen, lebensnotwendigen Wirkungen gehen dabei verloren.

Die heute übliche Kost enthält diese Transfettsäuren. Doch gerade die sollten möglichst gemieden werden, weil sie im Stoffwechsel *biochemische Umwandlungen* bewirken. Sie führen besonders in Verbindung mit gesättigten Fetten und Cholesterin zur Veränderung der Zellmembranstruktur und zu Ablagerungen in den Arterien (Arterienverkalkung).

Notwendigkeit und Wirkungen der ungesättigten Fettsäuren

Die Öle und Fette haben viele Fragen aufgeworfen. Einige konnten erörtert und beantwortet werden, andere müssen offen bleiben, bis weitere Klärung erfolgt ist. Auf jeden Fall wurde deutlich, daß *jede Überernährung*, insbesondere mit *zu geringem Linolsäureanteil* die Krebsbildung im Dickdarm (Colon) und Mastdarm sowie auch in einigen hormonabhängigen Organen (Brust, Gebärmutter, Eierstöcke, Hoden und Prostata) begünstigt. In epidemiologischen Studien der American Health Foundation ergaben sich deshalb Zusammenhänge zwischen einer fettreichen und damit meist auch cholesterinreichen, aber linolsäurearmen Ernährung und dem *Krebs der Bauchspeicheldrüse* sowie der *Nieren*. Eine Wachstumsförderung von Tumoren konnte auch in Tierexperimenten von den Forschern K. Caroll[19], P. Hill[20] und Y. Nishizuka[21] festgestellt werden.

Wenn auch die Notwendigkeit der mehrfach ungesättigten Fettsäuren wiederholt unterstrichen wurde, muß ich doch noch auf zwei Wirkungsmöglichkeiten besonders hinweisen. Es ist bekannt, daß *das Nervengewebe* und *das Gehirn* des Menschen fast alle Fettsäu-

---

[19] Caroll, K.: Experimental evidence of dietary and hormon-dependent cancers. Cancer Res. 35, 3374–3379 (1975)
[20] Hill, P.: Diet and endocrine-related cancer, Cancer 39, 1820-1824
[21] Nishizuka, Y.: Biological influence of fat on mammeray cancer and mammary tissue

ren der Linol- und Linolensäurenfamilien in wechselnden Mengen enthalten. Ebenso ist bekannt, daß die Synthese der zweifach ungesättigten Linolsäure aus einfach ungesättigten Fettsäuren, z. B. Ölsäure, im menschlichen Körper in nennenswerten Mengen nicht stattfindet. Dasselbe gilt auch für die Umwandlung der Linolsäure in Linolensäure. Diese beiden Fettsäuren sind deshalb für den menschlichen Körper unbedingt notwendig, also essentiell. Sie müssen in ausreichender Menge mit der Nahrung zugeführt werden, damit die normalen Stoffwechselfunktionen aufrechterhalten werden können. Sie unterstützen die Verdauung schwer aufschließbarer Fette, helfen bei der Verhütung von Wachstumsstörungen, Athero- und Arteriosklerose, Ekzemen, Magengeschwüren, Nervenschwäche sowie Haut und Nierenschäden. Außerdem sind sie für den Aufbau wichtiger Stoffwechselprodukte (Lipoide) und als Bausteine für verschiedene Zellstrukturen unersetzlich.

Das Nervensystem und das Gehirn des Menschen benötigt in der vor- und nachgeburtlichen Phase zum raschen Aufbau unbedingt genügend Fettsäuren. Die Fettsäuren können ihre Funktion aber nur in der natürlichen, d.h. unveränderten Form wahrnehmen. Vorgeburtlich ist die Versorgung durch die Mutter garantiert, wenn sie selbst genügend Fettsäuren, besonders Linolsäure, aus natürlichen pflanzlichen Nahrungsmitteln zu sich nimmt. Durch Muttermilch ist auch die nachgeburtliche Phase gesichert. Nach der Stillphase müssen dem Kind die nötigen Fettsäuren – möglichst wenig aus konzentrierter Nahrung (Öle usw.), dafür mehr aus den Gesamtnahrungsmitteln (Getreide, Nüsse, Samen, Gemüse, Früchte) – zugeführt werden, denn nicht nur die Fettsäuren, sondern auch deren Begleitstoffe (Vitamin A und Vitamin E) sind für eine normale kindliche Entwicklung wichtig.

Wenn wir nun unseren Fettbedarf, der im allgemeinen bei 37–43% liegt, zum großen Teil aus raffinierten und stabilisierten Fetten und Ölen decken, tritt sehr leicht ein *Mangel an essentiellen Fettsäuren* auf, der nach kürzerer oder längerer Zeit zu zahlreichen Krankheiten führt.

Nur Nahrungsmittel, die nicht ihrer lebenswichtigen Bestandteile beraubt sind, können eine vollwertige Nahrung bilden. Für die Fette heißt das, daß alle Öle, die durch die heute noch üblichen Raffinationsverfahren gewonnen werden, nicht als vollwertig anzusehen sind. Wer aber Öl nicht ganz ausschließen möchte, dem sei empfohlen, nur *kaltgepreßtes Öl* aus erster Pressung zu verwenden und sehr sparsam damit umzugehen (2–3 Eßl. pro Tag). Das schonendste Verfahren in der Erstpressung durchläuft das Olivenöl. Es ist mit 71,70g pro 100g einfach ungesättigten und 8,0g zweifach ungesättigten Fettsäuren für den täglichen Bedarf zu empfehlen.

Der empfohlene Tagesbedarf an den verschieden Fettsäuren sieht folgendermaßen aus:

gesättigte Fettsäuren = 1/3
einfach ungesättigte Fettsäuren = 1/3
mehrfach ungesättigte Fettsäuren = 1/3

Wer eine *vegane Ernährung* exakt durchführen will und deshalb sämtliche Öle vermeidet, muß für eine ausreichende Versorgung mit naturbelassenen, fetthaltigen Lebensmitteln sorgen, die genügend ungesättigte Fettsäuren, insbesondere Linolsäure, enthalten, was bei der Vielfalt an Angeboten nicht schwer sein dürfte.

Die Lipoide (= fettähnliche Substanzen)

Zu den Lipiden, meist Nahrungsfette oder Neutralfette genannt, zählen auch die Lipoide, die fettähnliche Substanzen darstellen. Sie haben alle verschiedene Stoffwechselfunktionen zu erfüllen. Am bekanntesten aus der Gruppe der Lipoide ist das Cholesterin. *Cholesterin* ist eine hochinteressante Substanz, die wir täglich mit unseren Nahrungsmitteln aufnehmen. In größerer Menge befindet es sich hauptsächlich in tierischen Lebensmitteln, nämlich in Fleisch, Eiern, Milch und Milchprodukten (besonders in Butter).

Die Aufnahme mit der Nahrung wird fachsprachlich *exogene alimentäre Zufuhr* genannt. Unser Körper baut aber das Cholesterin auch selbst auf und schleust es in das Stoffwechselgeschehen ein. Die Produktion geschieht in der Leber und wird als *endogene Synthese* bezeichnet. Es wird im menschlichen Organismus wahrscheinlich nur soviel aufgebaut, wie für eine Reihe von Stoffwechselvorgängen notwendig ist. Vermutlich nutzt die Leber auch das in der Nahrung enthaltene Cholesterin, wenn die Eigenproduktion den Bedarf nicht deckt. Normalerweise allerdings ist die Eigenproduktion zum größten Teil ausreichend.

Die Tatsache der täglichen Eigenproduktion (1–1,5g) weist

schon auf die Notwendigkeit, ja sogar *Lebensnotwendigkeit des Cholesterins* hin. Dafür sprechen auch folgende Tatsachen:

- Cholesterin ist ein äußerst wichtiger Baustein für alle Körperzellen.
- Das Gehirn des Menschen weist 10–20% Cholesterin auf. Es ist wichtig für den Aufbau der Nerven und des Gehirns.
- Die Nebennierenprodukte bestehen zur Hälfte aus Cholesterin.
- Die Muttermilch enthält 25mg% Cholesterin, während die Kuhmilch nur 12,3mg% aufweist. Der Säugling muß also wohl schon Cholesterin nötig haben, sonst wäre es in der Muttermilch nicht enthalten.

Außerdem kann man nur staunen, wenn man sieht, an welchen Funktionen das Cholesterin im einzelnen beteiligt ist:

- es bildet eine Vorstufe zur Vitamin D-Bildung unter der Haut,
- es bildet die Basis für die Steßhormone,
- es ist der Ausgangsstoff für die Sexualhormone,
- es schützt die Nerven, die Haut und die Zellmembranen,
- es fördert das Wachstum des Gehirns und den Aufbau der Nervenzellen
- es macht die roten Blutkörperchen elastisch, und
- es stabilisiert das Immunsystem.[22]

Das Gesamtblutcholesterin läßt sich im Blut gut feststellen. Bei einem gesunden Erwachsenen liegt der „normale" Wert unter 200mg pro Deziliter (Deziliter = ein zehntel Liter). Unbestritten ist heute, daß Gesamtcholesterinwerte über 250mg/dl zu hoch sind. Die immer noch bestehende intensive Diskussion um gesunde Cholesterinwerte wird vor allem um Werte zwischen 200 und 250mg/dl geführt.

Es ist kaum noch zu bestreiten, daß ein Zusammenhang (fachlich: Korrelation) zwischen der Höhe der Cholesterinwerte und den Erkrankungen und Todesfällen an koronarer Herzkrankheit besteht. Ursächlich liegt dann fast immer eine Verengung der Herzkranzgefäße zugrunde, weil das Herz nicht mehr genügend durchblutet werden kann. Die Wahrscheinlichkeit, an einer Herzkranzgefäßveren-

---

[22] Pollmer, Fock, Gonder, Haug: Prost Mahlzeit! Krank durch gesunde Ernährung, Verlag Kiepenheuer & Witsch, S. 73, 79

gung zu sterben, ist bei Cholesterinwerten unter 200mg/dl dagegen sehr gering.

Zuviel Cholesterin im Blut kann nicht nur Folgen für das Herzkranzgefäßsystem haben. Eine zu hohe Aufnahme von Cholesterin mit der Nahrung kann Schäden bis zu schweren Erkrankungen an allen Arterien sowie auch Störungen und Erkrankungen des Fettstoffwechsels mit sich bringen. Diese Erkrankungen sind dann ernährungsbedingt, also durch unsere Essgewohnheiten zustande gekommen. Sie lassen sich durch Regelung und Änderung der Nahrungsaufnahme in vielen Fällen weitgehend zurückbilden.

Wenn es sich um vererbte Stoffwechselstörungen handelt, gelingt die Rückbildung allerdings nur teilweise. Die Einhaltung einer strengen Diät muß dann lebenslang erfolgen. Für die Behandlung der Cholesterin- und Fettstoffwechselstörungen ist das Verhältnis der verschiedenen Untergruppen der Fett-Eiweiß-Verbindungen, zumal sie verschiedene Aufgaben haben, entscheidend. Unabhängig vom „Normalwert" sollte der Wert von HDL mehr als 35% über den Werten von LDL und VLDL liegen. Das gehört aber in die Beurteilung der behandelnden Ärzte.

Blutwerte zwischen 220 und 300mg/dl werden heute als zu hoch bezeichnet. Dieser Wert ist aber nach Prof. H. J. Hofmeier wissenschaftlich nicht genügend begründet.

Zuwenig Cholesterin im Blut kann depressiv und aggressiv machen. Mit sinkendem Cholesterin im Blut steigt sogar, wie englische Forscher festgestellt haben, die Selbstmordrate.[23] Setzt man chemische cholesterinsenkende Mittel ein, ist größte Vorsicht geboten. Die Anwendung von Cholesterinsenkern begünstigt aggressive und selbstzerstörerische Verhaltensweisen. Niedrige Cholesterinwerte werden auch in Verbindung gebracht mit Leberkrankheiten, geistigen Behinderungen, Blutarmut und AIDS.

Das Problem „Fett und Ernährung" ist hiermit noch längst nicht erschöpft, und ich muß zum Verständnis der Zusammenhänge noch eine kleine Erweiterung vornehmen. Ein gesunder Mensch produziert täglich zwischen 1 und 1,5g Cholesterin (je nach Bedarf). Von den Hauptproduktionsstätten Leber und Dünndarm gelangt es ins Blut, wo es sofort an Transporteiweiße gebunden wird. Die Transporteiweiße sind Fett-Eiweiß-Verbindungen (= *Lipoproteine*).

[23] Morgan, R. u.a., Lancet 1993, Nr. 89, S. 75

Die einzelnen Fette verhalten sich wegen ihres unterschiedlichen Gehaltes an gesättigten, einfach und mehrfach ungesättigten Fettsäuren schon recht verschieden. Weitere Unterschiede ergeben sich dadurch, daß sie sich mit verschiedenen Eiweißen verbinden. Wir nennen diese Verbindungen dann *Lipoproteine*. Man unterscheidet hauptsächlich drei Arten, die unterschiedliche Funktionen zu erfüllen haben:

1. Lipoproteine von geringer Dichte (LDL), die 65% des Cholesterins transportieren,
2. Lipoproteine sehr geringer Dichte (VLDL), die 15% transportieren, und
3. Lipoproteine hoher Dichte (HDL), die 20% transportieren und übermäßige Fettablagerungen in der Leber verhindern.

Dieser erste Einblick in die Welt der Fette vermittelt schon, daß die Lipide mit ihren gesättigten und ungesättigten Fettsäuren wie auch die Lipoide mit dem Cholesterin und seinen Eiweißverbindungen für uns ein schwer durchschaubares Problem sind.

Abgesehen von allen chemischen Zusammenhängen ist die Tatsache bedenklich, daß wir täglich vor allem *hoch cholesterinhaltige tierische Nahrungsmittel in viel zu großen Mengen zu uns nehmen*, sie uns damit im wahrsten Sinne des Wortes „ein-ver-leiben". Das ist der tiefste Grund für alle Fettstoffwechselerkrankungen. Davon sind nur die erbbedingten Veränderungen ausgenommen. Wir haben das Maß, die Mäßigkeit verloren.

Es gibt nun keinen vernünftigeren Weg, als das Unmaß zu erkennen, anzuerkennen, umzukehren und den zunächst mühsamen Weg der strengen Mäßigung anzutreten und das Maßhalten zu erlernen. Wir dürfen dabei nicht vergessen, daß Fettstoffwechselstörungen nicht allein durch eine Fehlernährung zustande kommen. Auch Streß seelischer und körperlicher Art kann den Cholesterinspiegel in die Gefahrenzone hochtreiben. Cholesterinwerte über 180mg/dl vor dem 30. Lebensjahr und über 200mg/dl nach dem 30. Lebensjahr gelten dabei als Grenzwerte.

Im Deutschen Ärzteblatt[24] wird im Rahmen einer „Nationalen Cholesterin-Initiative" festgestellt, daß bei der überwiegenden Zahl der Bürger Fettstoffwechselstörungen bestehen, die durch Faktoren

---

[24] Assmann, G. u.a.: Deutsches Ärzteblatt 1990/87, S. 1237

der Lebensweise, insbesondere eine fett- und cholesterinreiche Ernährung, bedingt sind. Bei deutlicher „Erhöhung" wird dann eine medikamentöse Therapie für erforderlich gehalten. Wäre es nicht konsequenter zu sagen: *Hier muß die Lebensweise und damit auch die Ernährungsweise geändert werden.*

Wer entschlossen ist, seinen *Lebensstil* zu ändern, um gesund und frei von vielen Fettstoffwechselbelastungen zu werden, muß langsam, aber sicher, Schritt für Schritt, auf eine *lacto-vegetabile* und in schweren Fällen zumindest zeitweilig auf die *vegane Kostform* umsteigen. *Für die Umstellung muß man sich mindestens 6–12 Monate Zeit lassen.*

Clofibrat oder andere chemische Lipid- bzw. Cholesterinsenker werden dann überflüssig, zumal bis heute der Nutzen einer medikamentösen Cholesterinsenkung wissenschaftlich nicht einwandfrei belegt ist.[25]

Bevor Sie, liebe Leserin oder lieber Leser, auf die Idee kommen, eine radikale Änderung Ihrer Lebens- und Ernährungsweise vorzunehmen oder sogar auf vegane Kost übergehen, überlegen Sie eingehend, was das für Sie bedeutet: keine Butter auf dem Brot, kein Frühstücksei auf dem Tisch. Können Sie Schinken, Eisbein und Speck entbehren? Ist fettes Fleisch, zum Beispiel Schweinefleisch, kein Leckerbissen für Sie? Glauben Sie wirklich, daß Butter, Eier, Wurst und Käse Ihrer Gesundheit Abbruch tun? Ist das nicht alles eine maßlose Übertreibung? Hier ist jetzt Ihre eigene Entscheidung gefordert, die Ihnen niemand abnehmen kann. Sie sind für sich selbst verantwortlich! Es geht nicht um den Autor dieses Buches, sondern um Ihre eigene Gesundheit, Ihr Wohlbefinden, Ihre Leistungsfähigkeit und die Freude am Leben. Die Gesundheit ist zwar nicht alles, aber alles ist nichts ohne die Gesundheit.

Kohlenhydrate

Die Kohlenhydrate machen mengenmäßig den Hauptteil unserer Ernährung aus (ca. 70%). Sie bedürfen daher großer Aufmerksamkeit. Lange Zeit wurden sie als Dickmacher abgewertet, und ihr Anteil an der Ernährung sank von fast 70% auf etwa 40%. Dafür nahm der

---

[25] Martin, T. u. Topp, H.: Deutsches Ärzteblatt, 1992/89, S. 1561

Verbrauch an Eiweiß (Fleisch) und Fett entsprechend zu. Es kann heute nicht mehr bestritten werden, daß wir zu einer gesunden Ernährung 60–75% der Tagesnährstoffmenge an Kohlenhydraten benötigen.

Die *wichtigsten Quellen* für die Kohlenhydrate sind:
- Vollkornbrot und andere Getreidezubereitungen in Form von Suppen, Brei, Müsli u. a. (nur Vollgetreide),
- Früchte aller Art, wobei die Banane als Energielieferant eine besondere Rolle spielt,
- Vollreis und Kartoffeln als Pellkartoffeln,
- Gemüse, gekocht und roh,
- Hülsenfrüchte,
- Rohrzucker, Rübenzucker (und Honig).

Mit Hilfe des Sonnenlichtes vermögen die Pflanzen durch ihr Blattgrün (Chlorophyll) aus Kohlenstoff und Wasser Kohlenhydrate aufzubauen. Die *Produktion an Kohlenhydraten* in den Pflanzen ist sehr vielfältig. Wir unterscheiden:

1. Einfachzucker (Monosaccharide)
2. Zweifachzucker (Disaccharide)
3. Mehrfachzucker (Polysaccharide)

Einfachzucker können direkt durch die Darmwand in die Blutbahn aufgenommen werden. Die anderen Zuckerarten werden zunächst durch die Verdauungsorgane in Einfachzucker aufgespalten. Zu den *Einfachzuckern* gehören *Traubenzucker* (Glukose) und *Fruchtzucker* (Fruktose). Sie kommen in Früchten, Pflanzen und Honig vor.

Zweifachzucker sind Verbindungen von zwei Einfachzuckern. Hierzu zählen *Rohrzucker* (Saccharose), der aus Trauben- und Fruchtzucker zusammengesetzt ist, *Milchzucker*, bestehend aus Traubenzucker und Galaktose, *Malzzucker* (Maltose), der sich aus zwei Molekülen Fruchtzucker zusammensetzt. Zweifachzucker finden sich in Zuckerrohr, Zuckerrübe und in der Milch von Säugetieren sowie der Muttermilch.

Mehrfachzucker bestehen aus vielen einfachen Kohlenhydraten (Glukose). Für uns ist die Stärke der wichtigste Mehrfachzucker. Sie kommt hauptsächlich in Kartoffeln, Hülsenfrüchten, Getreide, aber auch in Gemüse vor.

Zellulose ist zwar auch ein Kohlenhydrat, aber fast unverdaulich. Wir benötigen sie aber für eine gesunde Darmfunktion. Wer ausreichend Gemüse, Salat, Getreideprodukte und Obst zu sich nimmt, deckt den Tagesbedarf sehr leicht, da die Zellulose in allen pflanzlichen Zellwänden vorkommt.

Die Glukose, besser bekannt als *Blutzucker*, ist der wichtigste Energiespender für alle Gewebe, vornehmlich für unser Gehirn und das Nervensystem. In Form von *Glykogen*, das aus mehreren Glukosemolekülen mit Hilfe von Aminosäuren aufgebaut wird, speichert der Körper den Zucker in der Muskulatur und hauptsächlich in der Leber.

Wenn zuviel Kohlenhydrate gegessen werden, die der Körper nicht mehr speichern kann, verwandelt er den Überschuß in Fett. Das ist der Masteffekt. Werden mehr Brennstoffe benötigt, wird Fett wieder in Glukose zurückverwandelt. Diese Notwendigkeit tritt nur nach entsprechendem Energieverbrauch, z. B. durch Arbeit, Sport, und bei geringer Nahrungsaufnahme auf. Ohne Aktivierung des Energieverbrauchs entstehen immer mehr Fettpolster.

Die Ein- und Zweifachzucker gehen sehr rasch aus dem Darm ins Blut über. Es kommt *schnell zu einem Anstieg des Blutzuckers* (Blutzuckerspiegel). Der schnelle, je nach Menge des verzehrten Zuckers auch überschießende Blutzucker (Hyperglykämie) ist ein starker Anreiz für die Bauchspeicheldrüse, das Hormon Insulin ins Blut zu schicken, damit der Blutzucker verwertet und damit normalisiert wird. Der Körper ist nämlich bestrebt, den Blutzuckerspiegel konstant zu halten. Der Normalwert liegt zwischen 70 und 110mg pro 100ml. Bei höheren Werten muß auf *Zuckerkrankheit* untersucht werden.

Ein rascher Wechsel der Höhe des Blutzuckerspiegels mit den krankhaften Extremen (Hyper- und Hypoklykämie) ist zu vermeiden, wenn man in der Ernährung statt der Einfach- und Zweifachzucker *hauptsächlich Mehrfachzucker* gebraucht. Bei Mehrfachzuckern tritt der rasche Wechsel nicht ein, weil der Körper sie im Mund und Darm zunächst zu den einfachen Zuckern aufspalten muß, um sie ins Blut aufnehmen zu können. Mehrfachzucker stellen also langfristige Energiespender dar, wodurch keine überschießenden Blutzuckerreaktionen zustande kommen. Sie enthalten in ihrer Ganzheit nicht nur Zucker als Nährstoff, sondern auch noch eine ganze Reihe von *Begleitstoffen*, die wir noch etwas näher ansehen müssen. Sie sind ein weiterer, wesentlicher Grund für die möglichst ausschließliche Verwendung der Mehrfachzucker mit ihren Vitaminen, Mineralien, Spurenelementen, Ballaststoffen und Enzymen.

Die *Banane* ist ein ausgezeichnetes Beispiel für einen idealen Energiespender mit allen notwendigen Begleitstoffen. Mehrfachzucker (Stärke) kommen bei ihr nicht als „leere" Kalorien, sondern zusammen mit den für die Aufarbeitung im Blut und in den Zellen notwendigen Funktionsstoffen vor, so daß alle für den Stoffwechsel notwendigen Substanzen vorhanden sind (siehe dazu folgende Nährstofftabelle).

In 100g Banane sind enthalten

Eiweiß	1,15g	Selen	4,40µg
Fett	0,18g	Vitamin B6	0,37mg
Kohlenhydrate	23,30g	Biotin	5,50µg
Kalzium	8,70mg	Folsäure	0,02mg
Kobalt	0,25µg	Ölsäure	10,65mg
Zink	0,22mg	Linolsäure	12,47mg
Jod	2,80µg	Linolensäure	17,85mg

Die Banane hat sowohl Nährkraft als auch Heilkraft und bildet eine Ganzheit, die wir für alle Kostformen vorzüglich gebrauchen können. Sie stellt ein gesundes Lebensmittel für jedes Alter dar. Im reifen Zustand weist sie *drei verschiedene Zuckerarten* auf, nämlich Glukose und Fructose als Einfachzucker, Saccharose als Zweifachzucker und Stärke als Mehrfachzucker. Die leicht und sofort aufnehmbaren Zucker sorgen für einen schnellen Energienachschub, wenn Energie rasch erforderlich ist, z. B. beim Sport oder bei starken Anstrengungen. Die Stärke wird als Polysaccharid vom Körper langsam abgebaut und fließt dann nach und nach als Energie in die Zellen. Die Mineralien und Vitamine bilden dabei die nötige Hilfe und Ergänzung.

Kohlenhydrate sind für unsere Ernährung sehr wichtig und notwendig. Wir sollten, wenn möglich, nur Mehrfachzucker (Polysaccharide) verwenden. Das heißt aber zugleich, daß reiner Einfach- und Zweifachzucker (reiner weißer Industriezucker und alle Süßigkeiten daraus) drastisch reduziert werden müssen. Selbst mit Honig und vielen Obstsorten essen wir schon ausreichend oder sogar erhebliche Mengen an Einfach- und Zweifachzuckern. Wir müssen unsere Nahrung mit Bedacht zusammenstellen und auch manche liebgewordenen Vorurteile und Gewohnheiten aufgeben. Reine Zucker ohne Begleitstoffe (auch Zünd- oder Funktionsstoffe genannt) führen auf Dauer zu Fehlernährung und damit auch zu einer Reihe von ernährungsbedingten Krankheiten. *Der Körper benötigt die möglichst naturbelassenen Kohlenhydrate als Brennstoff, Antriebsstoff und Betriebsstoff.*

Unter den in der Küche vorzugsweise verwendeten Mehrfachzuckern (Polysacchariden) spielen die *Getreidearten* als Stärke und damit Zuckerlieferanten die größte Rolle. Wir verfügen über eine Vielfalt von Getreidearten, nämlich: Weizen, Roggen, Hafer, Gerste, Dinkel, Hirse, Mais, Buchweizen, Grünkern und Reis. Diese Vielfalt ermöglicht einen abwechslungsreichen Speisezettel und eine gesunde Ernährung. Nur das ganze Korn enthält die wichtigen und notwendigen Begleitstoffe. Sie sind auf die einzelnen Schichten des Korns recht unterschiedlich verteilt. So sind im *Getreidekeim* neben hochwertigem Eiweiß das Keimöl mit der uns schon bekannten Linolsäure, Mineralien, Spurenelemente und einige Vitamin B-Faktoren enthalten. In der Fruchtschale befinden sich hauptsächlich die Faserstoffe, Vitalstoffe und Eiweißstoffe. Die *Samenschale* liefert wiederum Eiweiße und Mineralien und die Aleuronschicht Eiweiß und Vitamine. Der *Mehlkörper* besteht nur noch aus Stärke (Mehrfachzucker) und Eiweiß. Das Korn hat also einen großen Teil seiner Wertstoffe verloren, wenn nur der Mehlkörper (Weißmehl) verwendet wird. Die für die Gesundheit und Leistungsfähigkeit notwendigen Kohlenhydrate können sich im menschlichen Organismus nur dann voll und richtig entfalten, wenn sie nicht als Reinsubstanz, isoliert von den natürlichen Begleitstoffen, zur Ernährung aufgenommen werden, sondern als naturgegebene Ganzheit. Praktisch sind Weißzucker und Weißmehlprodukte sehr vitaminarme Kohlenhydratträger. In statistischen Erhebungen wurde festgestellt, daß nur bei 33% der Familien der Bedarf an Vitamin B1 und nur bei 22% der Vitamin B2-Bedarf gedeckt ist. Das ist nicht verwunderlich, denn bekanntlich sitzen die Vitamine im Keim des Getreidekorns, dies gilt sowohl für Aneurin (B1) wie für Laktoflavin (B2) und Nikotinsäure.

Bei allen Maßnahmen, die der Entstehung der sogenannten Zivilisationskrankheiten vorbeugen sollen, spielen die Kohlenhydrate eine besondere Rolle. Die überschießenden Reaktionen des Blutzuckers auf größere Mengen der einfachen Kohlenhydrate macht sie zu Vorbeugungs- und Therapiezwecken wenig geeignet. Komplexe Kohlenhydrate dagegen, die aus 1.000 und mehr Zuckermolekülen bestehen und erst nach ihrer Aufspaltung in einzelne Zuckermoleküle sehr langsam über den Dünndarm ins Blut und in die Zellen gelangen, halten den Blutzuckerspiegel in einem normalen Bereich. Die Bauchspeicheldrüse wird dann nicht zu einer überstürzten Insulinabgabe angeregt und kann ohne Überlastung den Blutzucker in die Organzellen transportieren.

Kohlenhydrate sind nur dann in der Lage, die Hauptlieferanten für die Energien des Körpers zu bilden, wenn die für die Stoffumwandlung notwendigen Funktionsstoffe (Vitamine, Mineralien, Spurenelemente u. a.) gleichzeitig vorhanden sind. Das ist aber bei Weißzucker und Weißmehl nicht der Fall. Die Folge sind Krankheitsgefahren, die nur dann abzuwenden wären, wenn mit der übrigen Nahrung ausreichende Mengen an Funktionsstoffen aufgenommen würden. „Die ausreichende Versorgung mit Vitamin B1 steht und fällt mit der Tatsache, ob das Getreidekorn mit oder ohne Keim genossen wird" (Dr. Brucker).

Je nach Ausmahlungsgrad sind die weißen Auszugsmehle sehr verschieden und tragen deshalb verschiedene Typenbezeichnungen. Die im Handel erhältlichen Typen 405 und 550 stellen ganz weiße Mehle dar. Mit Typ 1050 wird ein leicht graues Mehl (Schwarzbrotmehl) bezeichnet. Es enthält noch etwas mehr an Funktionsstoffen, ist also etwas gehaltvoller als weißes Mehl, aber keinesfalls vollwertig. Vollkornmehl trägt die Bezeichnung 1700–2000 und ist vollwertig und damit zu bevorzugen.

Jede Hausfrau kann *Vollkornmehl* sehr leicht selbst herstellen. Im Reformhaus oder auch in Bioläden erhält man das Getreide. Mit Hilfe einer ebenfalls im Reformhaus käuflichen Getreidemühle wird das Korn frisch gemahlen. Da sich Vollkornmehl nicht lange aufbewahren läßt, sollte man immer nur soviel mahlen, wie benötigt wird. Ungemahlenes Getreide kann man einige Zeit an einer kühlen und trockenen Stelle im Haus am besten in Papiersäcken lagern.

Wer von Weißmehl und Weißmehlprodukten auf Vollkorn „umsteigen" will, sollte dies langsam über einen Zeitraum von sechs bis zwölf Monaten tun. Der Darm muß sich mit seiner Enzymbildung und überhaupt mit seiner ganzen Verdauungssaftbildung erst darauf einstellen. Nach kurzer Zeit empfindet man Vollkornprodukte als kräftiger und wohlschmeckender gegenüber den Weißmehlprodukten. Der gesundheitliche und diätetische Gewinn ist außerordentlich groß.

Als weitere ausgezeichnete Energielieferanten sind die *Hülsenfrüchte* zu nennen. Folgende Arten spielen für Mitteleuropäer die größte Rolle: Bohnen, Linsen und Erbsen sowie Sojabohnen, Erdnüsse und zuweilen auch Kichererbsen. Alle Hülsenfrüchte sind gute Kohlenhydrat- und Eiweißlieferanten. Soja und Erdnüsse liefern außerdem noch Fett. Interessant sind sie auch als Kalzium- und Eisenquellen, während der sonstige Mineral-, Spurenstoff- und Vitamingehalt nur durchschnittlich ist.

Hülsenfrüchte müssen gekocht werden, um sie dann in zahlreichen Rezepten weiterverarbeiten zu können. Weil viele Menschen nach einer Hülsenfruchtmahlzeit über Magen- oder Darmbeschwerden klagen, sollen hier einige Tips zur Zubereitung gegeben werden:

– Hülsenfrüchte waschen und 8–12 Stunden einweichen,
– Einweichwasser abgießen, denn dadurch werden die wasserlöslichen Blähstoffe weitgehend vernichtet.

Beim *Reis* sollte derselbe Grundsatz wie beim Getreide beachtet werden: Nur Vollreis, also keinen geschälten und dadurch minderwertigen Reis verwenden.

Aus dem Zuckerrohr stammt die rohe schwarze *Zuckerrohrmelasse*, die außer dem natürlichen Zuckeranteil (50,9%) reichlich Kalium und Magnesium, ferner Eisen und Kupfer, Vitamin B6 und Pantothensäure enthält.

Aus der einheimischen Zuckerrübe stammt der *Zuckerrübensirup*, der 62% Kohlenhydrate und in 100g 2,2g Mineralstoffe enthält.

Früchte, Gemüse, Salate und Kartoffeln vervollständigen das Programm der Kohlenhydratlieferanten und bilden eine der lebenswichtigsten Gruppen von Nahrungsmitteln, die viel Mineralien, Spurenelemente, Vitamine und Enzyme liefern, aber auch zum Eiweiß- und Kohlenhydrathaushalt beitragen. Obst liefert als Kohlenhydrat Fruchtzucker, während Gemüse und Kartoffeln Stärke, also einen Mehrfachzucker liefern, der nur langsam abgebaut wird und als Glukose ins Blut übergeht.

Zusammenfassung

Ich möchte als Abschluß der drei Kapitel über die Energielieferanten (Eiweiß, Fett und Kohlenhydrate) das Wichtigste noch einmal kurz zusammenfassen: Eiweiß-, Fett und Kohlenhydratkonzentrate sind einseitig, weil sie aus dem naturgegebenen Verband der Nahrungsmittel herausgelöst sind und ihnen damit die Begleitsubstanzen fehlen. Die drei großen Energielieferanten sind aber für den Abbau, die Gewinnung der Energie und den Aufbau körpereigener Substanz unbedingt erforderlich. Sie ernähren den gesamten Organismus. Fehlen die Hilfstruppen (Begleitstoffe) für die reibungslose Funktion des Stoffwechsels, dann treten entweder Mangelkrankheiten oder durch den Überschuß oder die gestauten Eiweiß-, Fett- und Kohlenhydratkonzentrate Überlastungskrankheiten auf. Insgesamt stehen wir dann vor einer großen Anzahl von ernährungs- und zivilisationsbedingten Krankheiten. Mit großer Wahrscheinlichkeit, ja sogar Sicherheit, werden sie hauptsächlich durch die Fett- und Kohlenhydratkonzentrate verursacht und gefördert.

Schon im Jahre 1977 hat Dr. Jan Peter Knaus[26] es für nötig gehalten, auf die Fett- und Kohlenhydratkonzentrate als Ursache von Krankheiten hinzuweisen. Wörtlich sagte er: „Die durch Fett- und Kohlenhydratkonzentrate hervorgerufenen Krankheiten sind ohne Ausnahme häufig. Wahrscheinlich ist, daß Krankheiten mit unbekannter Ursache zum Teil durch Fett- und Kohlenhydratkonzentrate gefördert oder bedingt sind. Denn denkbar wäre, daß jedes Organ in jeder Beziehung eher erkrankt, wenn es über den Stoffwechsel des Organismus mit den einseitigen Fett- und Kohlenhydratkonzentrationen ernährt wird."

Bei der Aufbereitung der Nahrungsmittel zerlegt man oftmals viele natürliche, ganzheitliche Nährstoffe in ihre Bestandteile. Diese, nämlich Eiweiße, Öle, Stärke, Vitamine, Mineralien, Balaststoffe u. a., trennt man ab und gewinnt sie damit als reine Konzentrate. Dabei wird meist der Geschmack und die Haltbarkeit wesentlich verbessert. Der Mensch ist aber von seiner Entwicklung her auf natürliche Nahrungsmittel mit vielseitiger Zusammensetzung eingestellt. Es ist deshalb eine wichtige Überlegung, ob man sich an die ständig

[26] Knaus, Dr. Jan Peter: Fett- und Kohlenhydrat-Konzentrate als pathogene Faktoren, Therapie der Gegenwart 16 (1977), S. 653-675

zunehmenden Konzentrate anpassen kann, ohne Schaden dadurch zu erleiden. Die bis heute vorliegenden Untersuchungen namhafter Forscher sprechen eindeutig für eine krankmachende Wirkung durch Nahrungsmittelkonzentrate. Es ist also notwendig, nach Möglichkeit die *naturbelassenen Nahrungsmittel* zu verzehren. Dies gilt für *alle Kostformen*.

Sollten Sie sich für die *vegane Kost* entscheiden, müssen alle Nahrungsmittelkonzentrate vermieden werden, da sonst Versorgungslücken eintreten, die der Ovo-lacto-Vegetarier durch die noch auf dem Speiseplan stehenden Tierprodukte (Ei, Milch und Milchprodukte) weniger zu befürchten hat.

2.3 Die Zündstoffe

Vitamine

Die *Verdauungsprodukte* aus den Nahrungsmitteln liefern nicht nur Energie, sondern auch die Vorstufen vieler Zellbestandteile, aus denen der menschliche Organismus seine Gewebs- und Organzellen aufzubauen vermag. Dazu werden benötigt:

1. essentielle Aminosäuren
2. ungesättigte Fettsäuren
3. Kohlenhydrate (Hauptquelle für Zucker)
4. Mineralstoffe und Spurenelemente
5. Vitamine und Enzyme

Die zahlreichen Reaktionswege, auf denen die vielerlei Komponenten der Nahrungsmittel in *Zellbestandteile* umgewandelt werden, sind erst teilweise bekannt. Das ungeheuer vielfältige Zusammenspiel der einzelnen Komponenten ist ein großes Wunder. Aber es ist gar kein Wunder, daß bei einer Überlastung der Zellen und Organe mit viel zuviel Nahrungsmitteln, die man zudem noch ihrer Begleitstoffe oder Hilfstruppen beraubt hat, Krankheiten sozusagen am laufenden Band entstehen. Von diesen Hilfstruppen oder Zündstoffen wird noch die Rede sein.

Wir müssen uns auf einen kleinen Teil der zahlreichen „Stoffwechselspezialisten" beschränken, gewinnen aber damit schon einen Einblick in die hochinteressanten Stoffwechselvorgänge. Natürlich stellt sich zunächst die Frage nach der Höhe des Bedarfs an den verschiedenen Funktionsstoffen. Wie bei den Energielieferanten gibt es auch hier ganz große Unterschiede, die Beachtung erfordern. Der Bedarf an Vitaminen, Mineralien, Spurenelementen und Enzymen steigt unter verschiedenen Umständen erheblich an. So ist durch eine Studie der amerikanischen wissenschaftlichen Akademie bekannt, daß schon beim normalen Stillen eines Kindes der Bedarf der Mutter an

Vitamin A und Vitamin D um 50%,
Vitamin C um 60%,
Kalzium, Phosphor und Magnesium um 50%,
Zink und Eisen um 300%
höher liegt als bei einer nicht stillenden, erwachsenen Frau.

In *Krankheitsfällen*, bei denen das Abwehrsystem besonders gefordert ist, z. B. bei Infektions- und Tumorerkrankungen, steigt der Bedarf an den genannten, lebenswichtigen Stoffen besonders steil an. Sie müssen dann vermehrt zugeführt werden. Aber auch in diesen Fällen ist jede Übertreibung zu vermeiden.

Bei einer veganen Ernährung sollte besonders darauf geachtet werden, daß durch eine ausgewogene Ernährung eine *unterwertige Versorgung* mit den Vitaminen A, E, D sowie B12 und mit Kalzium, Magnesium, Eisen und Selen nicht auftreten kann. Eine Spektralanalyse des Vollblutes gibt darüber am besten Aufschluß.[27]

Einige Erkenntnisse aus dem Hochleistungs- und Ausdauersport vertiefen das Verständnis der Funktionsstoffwirkungen. Ein großer Teil der *Hochleistungs- und Ausdauersportler* ist übertrainiert (Dr. Th. Strunz).[28] Sie entnehmen während des Trainings ihrem Körper mehr, als er über die Nahrung zurückerhält. Die meisten haben *entleerte Eisenspeicher* und ein hormonelles Ungleichgewicht mit niedrigem Testosteron (männliches Geschlechtshormon) und einem zu hohen Kortisonspiegel (ein Hormon der Nebennierenrinde).

Es bestehen *Wechselbeziehungen zwischen Sport und Immunsystem* wie auch zwischen Mineralstoffen und Spurenelementen einerseits und dem Immunsystem andererseits. *Leistungssport* ist nur dann gesund, wenn ein wirksamer „antioxidativer Schutz" und eine ausreichende Versorgung mit Mineralstoffen und Spurenelementen gewährleistet ist.[29] Außerdem muß eine ausreichende Menge von „Ra-

27 Schmidt, K. u. Bayer, W.: Mineralstoffwechsel und Abwehrsystem, Verlag für Medizin, Dr. Ewald Fischer, Heidelberg 1982, S. 46–47
Laboratorium für spektralanalytische und biologische Untersuchungen Dr. Bayer GmbH, Bopserwaldstr. 26, Postfach 100445, 70184 Stuttgart
28 Strunz, Dr. Ulrich.: Mineraloscop 11/92
29 Rakitzki, Dr. med. Lothar.: Gesteigerte Sauerstoffradikalbildung bei körperlicher Belastung, Mineraloscop II/92

dikalenfängern" vorhanden sein. Das sind vor allem die Vitamine A, Betacarotin, C und E.

Intensive körperliche Belastung führt also zu einem Mehrbedarf an den Vitaminen A, Betacarotin, C, E, und B6 und den Mineralien Eisen und Zink. Vitamin B6 gilt als das Schlüsselvitamin der Sportler. Um eine Unterversorgung mit Vitamin B6 zu vermeiden, sollte der Sportler *Vollwertnahrungsmittel* und die Hälfte der Kohlenhydrate in Form von unerhitzten Getreideprodukten zu sich nehmen. Nahrungsergänzung mit Getreidekeimen und hohem *Vitamin B6-Zusatz* zu der Proteinnahrung ist zweckmäßig.[30]

Bevor nun einzelne Vitamine, Mineralien oder Spurenelemente besprochen werden, muß ich darauf hinweisen, daß *alle Funktionsstoffe eng mit den Energielieferanten zusammenwirken*, daß sie sich gegenseitig hemmend oder fördernd beeinflussen. So wird beispielsweise die Antikörperproduktion durch Vitamin B6- und Magnesiummangel nachhaltig gestört, die Eisenaufnahme durch Vitamin C gefördert und vieles andere mehr.

Weder die Energielieferanten noch die zahlreichen Funktionsstoffe können für sich allein bewertet werden. Man muß immer versuchen, sie im Zusammenspiel zu betrachten, soweit das bis heute möglich ist.

In kürzester Form folgt nun ein Überblick über die Vitamine A, D, E, ferner B1, B6, Folsäure und B12 und schließlich die Mineralien Kalzium, Magnesium, Eisen, Jod, Zink, Selen und über den Spurenstoff Chrom.

Vitamin A (= Retinol)

Vitamin A findet sich nur in tierischen Lebensmitteln. Es gibt aber Pflanzen, die Provitamin A-Carotinoide, die Vorstufen zum Vitamin A enthalten, aus denen im Darm Vitamin A entstehen kann. Das wirksamste Provitamin ist *Betacarotin*.

Gute Quellen für die Vorstufen des Vitamin A, für die Carotinoide also, bilden dunkelgrüne *Blattgemüse* (Broccoli, Grünkohl, Karotten, Spinat, Feldsalat) und tiefgelbe bis orangefarbene Früchte.

---

[30] Reuss, Friedrich, Dipl.-Chem., Ulm, Mineraloscop II/92

Wirkungen
- wichtig für den Sehprozeß,
- hält Haut und Schleimhäute gesund,
- entgiftend (antitoxisch) gegen zellschädigende Sauerstoffradikale, deshalb auch Schutzfaktor gegen Krebs.

Mangelsymptome:
Ein frühes Mangelsymptom ist Nachtblindheit. Später verhornt die Hornhaut bis zur völligen Zerstörung. Schwerer Mangel hat damit völlige Erblindung zur Folge. Weitere Mangelsymptome sind Wachstumsstörungen und Hautveränderungen.

Tagesdosierung:
Wenn medikamentöse Zugabe erforderlich ist: Frauen 0,8mg, Männer 1,0mg Retinol. Überdosierungen müssen unbedingt vermieden werden. Die optimale Versorgung wird durch jede Form der vegetarischen Ernährung problemlos erreicht.

Die *Verwertbarkeit* (= Bioverfügbarkeit) hängt von der Zubereitung ab. Die am besten roh zu verzehrenden Karotten müssen auf jeden Fall fein zerrieben werden, weil sonst beim Kauen nur wenig Carotin aus den Wurzeln herausgelöst wird, sowie in Verbindung mit Fett gegessen werden. Auch durch Dünsten und Pürieren werden die Pflanzenzellen aufgeschlossen und das Carotin besser verwertbar.

Beim ungeborenen Kind erzeugen *Überdosierungen* mit Vitamin A Mißbildungen. Schwangere sollten den Genuß von Leber unbedingt vermeiden (nach: wissenschaftlicher Ausschuß der Europäischen Gemeinschaft).

Hauptsächliche Karotin-Quellen (Vitamin A) in Obst, Gemüse und Salaten jeweils in 100g Frischsubstanz:

Broccoli	0,75mg	Mangold	2,77mg
Honigmelone	1,75mg	Grünkohl	4,10mg
Kaki-Frucht	0,6–1,20mg	Spinat	4,20mg
Aprikose, frisch	1,79mg	Aprikose, getrocknet	4,62mg
Gartenkresse	2,19mg	Fenchel	4,70mg
Feldsalat	2,19mg	Löwenzahnblätter	7,90mg
Eberesche	2,45mg	Möhren	12,00mg

Vitamin D3 (= Cholecalciferol)

Wir müssen eigentlich von einer Vitamin D-Gruppe sprechen, weil außer dem Calciferol noch mehrere vitaminwirksame Verbindungen vorkommen wie Ergocalciferol (= Vitamin D2) und Cholecalciferol (= Vitamin D3). Cholesterin ist die Vorstufe des Vitamin D. Durch ausreichende Sonnenbestrahlung oder UV-Lichtbestrahlung kann in der Haut aus der Vorstufe das fertige Vitamin D entstehen. Diese Eigensynthese reicht nur aus, wenn der Körper der Sonnenbestrahlung oft genug ausgesetzt werden kann.

Vitamin D-Quellen sind nur tierischer Art, nämlich Fische, Leber, Eigelb und Milch. Wer rein vegan lebt, ist auf die Sonnenbestrahlung oder auf die Zugabe eines Vitamin D3-Präparates angewiesen. Ältere Menschen, die wenig an die Sonne kommen und sich außerdem rein vegetarisch oder sogar vegan ernähren, müssen mit Mangelerscheinungen, in schwereren Fällen mit Osteomalazie rechnen. Bei dieser Krankheit werden die Knochen weich und biegsam. Die entsprechende Krankheit in der Kindheit ist die Rachitis. Außer durch Vitamin D-Mangel in der Ernährung wird in den Städten durch die Dunstglocke aus Abgasen diese Krankheit gefördert.

Auch die Muttermilch und Kuhmilch weisen oft nicht einen ausreichenden Vitamin D-Gehalt auf, um den Bedarf des Säuglings zu decken. Säuglinge bedürfen daher einer täglichen Zugabe von 10 Mikrogramm Vitamin D3. Diese Zugabe ist unter der Bezeichnung Rachitis-Prophylaxe bekannt. In der Regel kombiniert man die Vitamin D-Prophylaxe noch mit Fluor. Diese Kombination ist unter dem Namen Vitamin-D-Fluoretten in Tablettenform in der Apotheke erhältlich. Eine Überdosierung mit Vitamin D muß unbedingt vermieden werden.

Die tägliche Vitamin D3-(Cholecalciferol-)Versorgung:

Säuglinge:	0–12 Monate	10 Mikrogramm/Tag
Kinder:	1–15 Jahre	5 Mikrogramm/Tag
Jugendliche/Erwachsene:	15–65 Jahre	5 Mikrogramm/Tag
	über 65 Jahre	5 Mikrogramm/Tag
Schwangere:		10 Mikrogramm/Tag
Stillende:		10 Mikrogramm/Tag

(Quelle: Deutsche Gesellschaft für Ernährung: Empfehlungen für die Nährstoffzufuhr, Umschau-Verlag, Frankfurt/M. 1991)

Vitamin E (= Tocopherol)

Vitamin E-Quellen:
Die besten natürlichen Quellen sind Weizenkeimöl, Weizenkeime, Sonnenblumensamen, Leinsamen, Walnüsse, Mandeln, Sojabohnen und Erdnüsse. Ausreichende Mengen liefern auch Vollkornprodukte, Mais, grünes Gemüse, Kürbiskerne und Avocados.

Wirkung des Vitamin E:
Vitamin E schützt die lebenswichtigen ungesättigten Fette vor Oxidation und damit vor der Bildung der schädlichen freien Radikale. „Freie Radikale" bilden Promotoren (= Ausreißer, Anreger oder Verstärker der Bildung bösartiger Tumoren). Vitamin E gehört zu den natürlichen Antioxidantien, die die Bildung freier Radikale weitgehend verhindern. Sie stellen ein natürliches Gleichgewicht zwischen den ungesättigten Fetten und den Antioxidantien her.

Nach Dr. Veith[31] führt ein Ungleichgewicht zwischen mehrfach ungesättigten Fetten und Antioxidantien zum Anstieg der Bildung freier Radikale mit ihren schädlichen Folgen wie der Beschleunigung des Alterungsprozesses, der Zunahme von Entzündungen, Krebsentstehung, Leberstörungen und Atherosklerose.

Neben Vitamin E und den Vitaminen A, Betacarotin und C gibt es auch noch eine Reihe von Gemüsen und Früchten mit Antioxidantien und pflanzliche Stoffe, die eine Schutzwirkung gegen Krebs ausüben. Man nennt sie auch Phytochemikalien.

Weitere bisher bekannte Wirkungen:
– Steigerung der Wirksamkeit von Vitamin A,
– Verzögerung der durch die Oxidationen bedingten Alterungsvorgänge,
– Verhinderung und Auflösung von kleinen Blutklümpchen,
– Abbau von Erschöpfungszuständen,
– Aktivierung von Aufbau und Funktion der Muskeln,
– Unterstützung der Leber bei der Entgiftung gefährlicher Stoffe.

Wenn Anlaß für die Einnahme von Medikamenten besteht, ist zu beachten: Anorganisches Eisen zerstört Vitamin E, daher nicht

---

[31] Veith, Prof. Dr. W.J.: Ernährung neu entdecken, Wissenschaftliche Verlagsgesellschaft, Stuttgart, 2. Auflage 1996

zusammen einnehmen. Organische Eisenkomplexe zerstören Vitamin E nicht.

Bei Einnahme der „Pille", für Stillende und für Schwangere ist mehr Vitamin E erforderlich (100–200mg tgl.). Bei gesunden Erwachsenen deckt die ovo-lacto-vegetabile und vegane Ernährung den Bedarf an Vitamin E völlig.

Vitamin B1 (= Thiamin = Aneurin = Beri-Beri-Schutzstoff)

Gute Quellen:
Weizenkeime, Hafer, Reis, Soja, Linsen, Hefe, Vollkornbrot, Kartoffeln, Hülsenfrüchte

Tagesbedarf:
1mg für Frauen, 1mg für Männer

Funktion:
- notwendig für den Aufbau energieliefernder Nährstoffe, besonders Kohlenhydratabbau
- Co-Faktor von Enzymen, für die Enzyme notwendig (essentiell)
- wichtig für Nerven- und Muskelfunktionen
- Beteiligung an der Magensäurebildung

Mangelerscheinungen:
Schwerer Mangel führt zur Beri-Beri-Krankheit. Bei Beri-Beri kommt es zu Nervenstörungen, Lähmungserscheinungen, Muskelschwund, Wasseransammlungen (Ödeme) und Herzstörungen.

Die Nervenerregbarkeit ist vom Vitamin B1 abhängig. Bei zunehmender Gesamtenergiezufuhr (Eiweiß, Fett und Kohlenhydrate) wird mehr Vitamin B1 zur Aufschließung der Nahrungsmittel benötigt. Schwangere und Stillende benötigen Zulagen. Bei ovo-lacto-vegetabiler und veganer Ernährung ist die Bedarfsdeckung meist problemlos, wenn die genannten pflanzlichen Quellen in Anspruch genommen werden.

Vitamin B6 (= Pyridoxin)

In pflanzlichen Lebensmitteln gibt es mehrere chemisch verwandte Verbindungen (= Vitamere) mit gleicher Wirkung (Pyridoxal, Pyridoxamin, Pyridoxol).

Gute Lieferanten:
Vollkornbrot, Gemüse, Kartoffeln, Bananen, Avocados, Milch, Sonnenblumenkerne, Weizen, Mungbohnen, Reis, Hefe

Tagesbedarf:
Frauen 1,6mg, Männer 1,8mg
Bei höherem Eiweiß- und Fettkonsum ist der Bedarf an Vitamin B6 erhöht (verdoppelt).

Funktionen:
- Vitamin B6 ist für den Eiweißstoffwechsel unentbehrlich und für über 50 Reaktionen zuständig.
- Als Coenzym ist es ein Bestandteil zahlreicher Enzyme.
- Es ist hitzestabil, aber lichtempfindlich.
- An der *Blutbildung* ist es ebenso beteiligt wie an der Ausbildung von Neurotransmittern und Gewebshormonen (Histamin).
- Vitamin B6 ist für das Gehirn unbedingt notwendig (essentiell), genauso aber auch für zahlreiche andere Stoffwechselvorgänge.

Mangelerscheinungen:
In der Gravidität (Schwangerschaft) und in der Stillphase wirkt sich Vitamin B6-Mangel auf die Entwicklung insbesondere der Nerven aus. Schwangere müssen daher 1mg Vitamin B6 pro Tag mehr zu sich nehmen als Nichtschwangere. Bei Kindern, die an Vitamin B6-Mangel leiden, können Krämpfe auftreten. Sie können durch Vitamin B6-Zugabe beseitigt werden.

Nach Frydl und Zavodska[32] haben 25–30% der älteren Personen einen zu geringen plasmatischen Vitamin B6-Spiegel. Besonders auffällig ist das in Altersheimen, wo der Mangel wahrscheinlich diätetisch bedingt ist. Diabetiker leiden oft unter Vitamin B6-Mangel; die

---

[32] Frydl, V. u. Zavodska, H.: Die Funktion von Laktoflavin und Pyridoxin im ZNS, VitaMinSpur, Heft 3, 1993, Hippokrates-Verlag, S. 125–129

Ursache ist unbekannt. Die Verabreichung von Vitamin B6 wirkt vorbeugend gegen die Entwicklung einer diätetischen Retinopathie (= Augenhintergrundserkrankung mit zunehmenden Schäden der Netzhautgefäße) bei Kindern und Erwachsenen.

Im Jahre 1954 kam es in den USA zu einem *unfreiwilligen Vitamin B6-Mangelversuch bei jungen Säuglingen.* Man hatte ihnen eine Säuglingsnahrung verabreicht, deren Milchpulver durch Anwendung eines neuen Hitzesterilisierungsverfahren nur noch 60 Mikrogramm Vitamin B6 in einem Liter Fertignahrung aufwies. Bei 300 mit diesem Produkt ernährten Säuglingen kam es nach 6–18 Wochen zu einer krankhaften Feinhörigkeit, zu Übererregbarkeit und Krämpfen. Kohlenhydratreiche Kost verminderte die Erscheinungen, eiweißreiche Kost verschlimmerte sie. Nach einer Injektion von Vitamin B6 verschwanden die Krämpfe in wenigen Minuten, die vorher krankhafte Hirnstromkurve (EEG) normalisierte sich, die Kinder trugen für später keinen Schaden davon.

Bekannt ist auch das *Auftreten von Krämpfen und Anämie bei Brustkindern,* wenn sie 6–10 Monate Muttermilch erhalten, die nicht mehr als 60–80 Mikrogramm Vitamin B6 pro Liter enthält. Dies ist der Fall ist, wenn die Mutter sich falsch ernährt. Zufuhr von Vitamin B6 läßt sowohl die Krämpfe als auch die Anämie der Säuglinge verschwinden. Die Ernährung der Frau in der Schwangerschaft spielt also eine entscheidende Rolle.

Mit vollwertigen, pflanzlichen Nahrungsmitteln sind wir in der Lage, unserem Körper alle Vitamine in ihrer natürlichen und wirksamsten Form zuzuführen. Das ist die Voraussetzung zur normalen Funktion und Leistungsfähigkeit. Da Vitamin B6 in vielen Nahrungsmitteln in ausreichender Menge vorkommt, ist eine Auswahl nicht schwer.

Die ovo-lacto-vegetabile wie auch die vegane Ernährung erfüllen die Vorbedingungen für eine vitaminreiche Kost bestens.

Vitamin B12

Dieses Vitamin stellt eine komplizierte Konstruktion von Atomen zu einem Molekül dar, das auch Kobalt und Phosphor enthält. Dieses Molekül ist ein äußerst wichtiges Funktionsmittel für den Stoffwechsel der drei Energielieferanten Eiweiß, Fett und Kohlenhydrate.

Zusammen mit Folsäure ist das Vitamin beteiligt am Aufbau von roten Blutkörperchen und der DNS (= Desoxiribonucleinsäure, dem Träger der Erbanlagen).

Vitamin B12 wird nur von Bakterien produziert. Pflanzen und Tiere vermögen es nicht zu bilden. Die Vitamin B12-herstellenden Bakterien kommen wegen ihrer Säureempfindlichkeit nur in den Darmabschnitten mit niedrigem Säuregehalt vor. Im menschlichen Darm befinden sich deshalb unter normalen Verhältnissen Vitamin B12-produzierende Bakterien, aber in dem Darmabschnitt (Colon), der kaum noch Stoffe aufsaugt. Der Mensch ist daher auf die Zufuhr von Vitamin B12 mit der Nahrung angewiesen.

Pflanzen enthalten kein Vitamin B12. Vegetarier, die sich vegan ernähren, sind auf die geringen Mengen aus der Produktion der Darmbakterien angewiesen. Es stellt sich daher die Frage, ob eine gesunde Darmbakterienflora vorhanden ist und eine ungestörte Aufsaugung durch die Darmzotten (Absorptionsfähigkeit) überhaupt existiert? Nur wenn die Ernährung ausreichend alkalisch ist, sind genügend Darmbakterien zur Herstellung des Vitamin B12 vorhanden. Es muß als Zeichen für einen ausgeglichenen Säure-Basen-Haushalt, also die normale rythmische Flutung von sauer nach alkalisch und umgekehrt nachweisbar sein.

Wegen der Ernsthaftigkeit der Vitamin B12-Mangelzustände sei noch über den Fall eines 18 Monate alten Kindes berichtet, das die ganze Tragik der Erkrankung zeigte.[33] Die Mutter des Kindes lebte bereits seit sechs Jahren vegan, nahm also keinerlei Nahrung tierischer Herkunft zu sich. Seit dem 6. Lebensmonat des Kindes bestand ein guter Ernährungszustand und eine rosige Gesichtshaut, aber es kam kein Blickkontakt zustande und auch kein Lächeln. Dabei war eine fast völlige Bewegungslosigkeit festzustellen. Die organische Untersuchung war unauffällig. Die neurologische Untersuchung ergab ausgeprägte Muskelschlaffheit, keine Bewegung, krankhafte Nervenreflexe, kaum Reaktionen auf Geräusche oder Licht und eine Sehnervenstörung (Optikusatrophie). Alle differenzierten Nerven- und Gehirnuntersuchungen ergaben schwere Veränderungen am Gehirn und den Nerven. Der Vitamin B12-Spiegel war sehr erniedrigt (63pg/ml; normal 180–300pg/ml). Diagnose: Vitamin

---

33 Stollhoff, Dr. med. K.: Vitamin B12-Mangel, „Eine fatale Folge veganischer Ernährung", Fallstudie aus: Kind–Ernährung–Umwelt, Sept. 1993

B12-Mangelsyndrom. Der Zustand besserte sich nach einer hochdosierten Vitamin B12-Behandlung mit 1mg pro Tag als Injektion. Acht Monate nach Beginn der Behandlung begann der inzwischen 26 Monate alte Junge zu laufen und zu sprechen. Nach weiterer intensiver Behandlung hat der Junge große Fortschritte gemacht, es blieb aber eine leichtgradige geistige Störung und eine Behinderung der Bewegung. Der Bewegungsablauf war ungeschickt und verlangsamt und die Wahrnehmungs- und Verarbeitungsgeschwindigkeit blieben herabgesetzt.

Veganer müssen sich also des möglichen Vitamin B12-Mangels bewußt sein. Das gilt in höchstem Maße für die Versorgung in der Schwangerschaft, während der Stillzeit und für die Säuglings- und Kleinkinderernährung.

Da die meisten Menschen weder eine ausreichende Alkalität im Darm und in den Geweben aufweisen noch eine ausreichende Besiedlung des Darmes an Vitamin B12-produzierenden Darmbakterien besitzen, ist die Versorgung mit dem lebenswichtigen Vitamin B12 gefährdet. Es kann sogar vorkommen, daß eines Tages die Speicher im Körper, vor allem in der Leber, völlig leer sind. Das ist vermeidbar, wenn durch *tierische Nahrungsmittel* (Fleisch, Eier, Milch), die *gute Vitamin B12-Quellen* darstellen, die Versorgung sichergestellt wird. Ein Viertelliter Milch deckt auch schon den zusätzlichen Bedarf der Schwangeren oder stillenden Mutter.

Der *Embryo* hat einen Bedarf von 0,1–0,2 Mikrogramm pro Tag, das *gestillte Kind* von 0,5 Mikrogramm pro Tag. Eine *stillende Mutter* sollte täglich 4 Mikrogramm zu sich nehmen.

Der *erwachsene Mensch* benötigt täglich zwischen 1 und 2 Mikrogramm. Da jedoch im Dünndarm nur die Hälfte resorbiert wird, empfiehlt sich eine *tägliche Dosis von 3 Mikrogramm*.

Schwere Vitamin B12-Mangelzustände führen zur perniziösen Anämie und nicht heilbaren Nerven- und Gehirnschäden. Um diese Mangelzustände zu verhindern, muß der Veganer Vitamin B12 in Medikamentenform zuführen. Dies ist möglich durch mit Vitamin B12 angereicherte Sojamilch oder Bierhefe. Als Fertigpräparat gibt es Sojagen von der Firma Granovita (im Reformhaus erhältlich). Am besten wäre allerdings monatlich eine Spritze Vitamin B12 mit mindestens 100 Mikrogramm. Dies sollte allerdings vorher mit dem Arzt besprochen werden!

Folsäure (Vitamin M)

Dieses Vitamin kann man als Zündstoff für die roten Blutkörperchen bezeichnen. Folsäure ist auch unter dem Namen Vitamin M bekannt, gehört zur Gruppe der B-Vitamine und ist wasserlöslich. Durch Hitze, Licht und Säuren wird die Folsäure zerstört. Zuverlässig kann der Tagesbedarf nur durch Rohkost gedeckt werden.

Nach Empfehlungen der Deutschen Gesellschaft für Ernährung (DGE) beträgt die von Erwachsenen benötigte *Tagesmenge 160 Mikrogramm*. Dieser Bedarf kann durch eine vegetabile, vollwertige Ernährung, die einen hohen Teil an Rohkost (Frischkost) enthält, stets erreicht werden. Die *wichtigsten vegetabilen Quellen* für die Folsäure sind grünes Blattgemüse, Hülsenfrüchte, Nüsse, Weizenkeime, Obst und Bierhefe.

Unter der Bezeichnung Folsäure versteht man heute eine Zusammenfassung von mehreren wasserlöslichen Verbindungen, bei denen sich die Moleküle lediglich durch die Anzahl der Glutaminsäurereste unterscheiden. Wirksam ist nur die hydrierte Form (durch Anlagerung von Wasser), z. B. Tetrahydrofolsäure. Der Gesamtkörperbestand an Tetrahydrofolsäure, der wirksamen Folsäure also, beträgt 15mg. Im Gegensatz zur DGE wird im Roche-Lexikon-Medizin (2. Auflage 1987) ein *täglicher Mindestbedarf von ca. 400 Mikrogramm* angegeben. Ein Teil des Tagesbedarfs wird durch eine Biosynthese durch die Darmbakterien gedeckt.

Wirkungen:
Folsäure ist in Verbindung mit Vitamin B12 für die Bildung und Reifung der roten Blutzellen erforderlich. Sie wird für die Synthese von Zellkerneiweißen, die die chemische Grundlage der Vererbung bilden, benötigt (DNS und RNS, die Träger der genetischen Information). Darüber hinaus ist die Folsäure beteiligt:

- an der Verwertung der Aminosäuren,
- am normalen Stoffwechsel,
- beim Aufbau der Darmschleimhaut und
- an der reibungslosen Funktion des ganzen Verdauungstraktes.

Mangel an Folsäure führt zu Blutarmut, *Magen-Darm-Störung* mit Durchfall, *Sprue* (eine tropische Darmkrankheit) und *Schleimhautveränderungen* in der Mundhöhle. Die Mangelerscheinungen werden noch verschlimmert, wenn gleichzeitig ein Mangel an Vitamin B12 und Eisen besteht. Auch hier ist wieder das Zusammenspiel von Vitaminen und Mineralien notwendig für einen optimalen Stoffwechsel.

Wichtig zu wissen ist auch, daß ein Folsäuremangel nicht nur durch eine ungenügende Zufuhr, sondern auch durch eine gestörte Aufsaugung (Resorption) aus dem Dünndarm entsteht. Die Resorptionsstörungen kommen immer durch Darmschleimhautentzündungen oder durch eine unnormale Darmbakterienbesiedelung zustande. Auch ein erhöhter Bedarf an Folsäure in der Schwangerschaft und ein Vitamin B12-Mangel sowie das Auftreten von Folsäureantagonisten (= Verbindungen, die der Folsäure entgegenwirken) können eine Störung des Folsäurestoffwechsels verursachen.

Bei den drei Formen der vegetarischen Ernährung ist ein Folsäuremangel nicht zu erwarten, wenn der Rohkostanteil groß genug ist. Im Idealfall sollte er 30–50 Prozent der täglichen Nahrung ausmachen.

Vitamin C

Diese weiße, geruchlose Substanz von relativ einfacher chemischer Struktur ist in vielen Obst- und Gemüsesorten reichlich vorhanden. Wenn diese regelmäßig auf dem Speisezettel stehen, hat der Skorbut, eine schwere Allgemeinkrankheit, an der im 15.–17. Jahrhundert viele Seefahrer starben, keine Chance. Man nannte sie deshalb auch Seefahrerkrankheit. Sie trat unter den Seefahrern nur deshalb auf, weil die Schiffsverpflegung keinerlei Vitamin C-haltige Lebensmittel enthielt. Schließlich entdeckte man, daß Zitrusfrüchte ein ausgezeichnetes Heilmittel bei Skorbut waren. Erstmals 1753 konnte der schottische Arzt Dr. James Lind nachweisen, daß frische Früchte und Gemüse den Skorbut-Kranken Heilung brachten. Der große englische Seefahrer Captain James Cook stellte seiner Mannschaft, als er 1768 auf große Fahrt ging, schon eine ausgewogene Verpflegung, in der auch ausreichend Zitronen und anderes Obst enthalten war, zur Verfügung. Er verlor durch Skorbut keinen einzigen Mann.

Heute wissen wir schon sehr viel über Vitamin C-haltige Nahrungsmittel und haben auch ihre lebensnotwendige Bedeutung erkannt. Der menschliche Körper kann den eigentlichen Wirkstoff, das Vitamin C (= Ascorbinsäure), nicht selbst produzieren. Wir müssen das Vitamin regelmäßig mit der Nahrung aufnehmen.

Das Vitamin C hat eine Reihe von Aufgaben zu bewältigen:
- es ist wichtig für das *Wachstum*,
- die *Renovierung von Körperzellen* und
- *Instandhaltung von Knochen, Zähnen, Blutgefäßen*, vor allem der Kapillaren und des Zahnfleisches,
- es sorgt für die *Bildung von Kollagen*, einer Eiweißsubstanz, die in Bindegewebe, Knorpel, Knochen und Zähnen enthalten ist
- ist an der *Wundheilung* und *Narbenbildung* beteiligt und
- schützt andere Substanzen vor Schäden durch Sauerstoff. Es gehört deshalb auch zu den Antioxidantien (Oxidationsschutzstoffen),
- es fördert im Darm die *Eisenaufnahme* aus den Nahrungsmitteln und
- hemmt die Bildung krebserregender *Nitrosamine* im Körper.

Anzeichen eines Vitamin C-Mangels:
- Leistungsminderung körperlicher und/oder geistiger Art
- Müdigkeit und Schwäche
- Anfälligkeit gegenüber Infektionen
- depressive Verstimmungen
- Blutungen an zahlreichen Geweben und Organen
- Blutarmut und Ödeme

Empfehlung für die tägliche Zufuhr:
Sie sollte nach Angaben der DGE ca. 75mg pro Tag betragen. Krankheiten und verschiedene Lebensumstände erfordern aber wesentlich größere Mengen (siehe dazu die untenstehende Übersicht und die Tabelle der Vitamin C-reichen Nahrungsmittel). Die Ansicht, daß Brustkinder genügend Vitamin C erhalten, muß leider korrigiert werden. Nur wenn die Mutter 300mg Vitamin C täglich mit ihrer Nahrung erhält, liegt ein konstanter Vitamin C-Gehalt von 6mg% in der Muttermilch vor, der für den Säugling unbedingt notwendig ist.
Frauen, die die „Pille" nehmen, Raucher und ältere Menschen haben einen wesentlich höheren Vitamin C-Bedarf. Jede Zigarette zerstört 25–100mg Vitamin C (Earl Mindell). Wer sich das Rauchen abgewöhnen will, sollte viel Vitamin C-haltige Obstsäfte trinken.

Die Vitamin C-Versorgung ist mit allen vegetarischen Kostformen kein Problem, wenn 50% der Lebensmittel roh verzehrt und die Mahlzeiten im übrigen schonend zubereitet werden. Große Hitzeeinwirkung verringert den Vitamin C-Gehalt der Nahrungsmittel um ca. 50%. Jede einseitige Ernährung ohne Gemüse, Obst und Kartoffeln führt zwangsläufig zum Vitamin C-Mangel. Wer Vitamin C-reiche Nahrungsmittel in seinen Kostplan aufnimmt, kann leicht den täglichen Bedarf decken. Die *beste Vitamin-Versorgung* ist in jedem Falle die Aufnahme mit den Nahrungsmitteln, weil nur so mit der Ascorbinsäure die *natürlichen Begleitsubstanzen,* nämlich Bioflavonoide, Rutin, Hesperidin und meist auch Kalzium und Magnesium, aufgenommen werden. Es sind alles Stoffe, durch welche die Wirkung des Vitamin C gesteigert wird.

Besonders reiche Vitamin C-Quellen sind:
(Vitamingehalt in jeweils 100g Frischsubstanz)

Acerolakirsche	1550mg	Apfelsine, Zitrone	50mg
Hagebutte	1250mg	Paprika	140mg
Sanddornbeeren	450mg	Broccoli	110mg
Kiwi	150mg	Grünkohl	102–140mg
Johannisbeeren, schwarz	89mg	Fenchel	93mg

Krankheiten und Lebensumstände, die zu Vitaminmangelkrankheiten führen können:

Besondere Lebensumstände	Erzeugt Mangelerscheinungen an:
Schwangerschaft u. Stillzeit	Vitamin C
	Vitamin B-Komplex
Neugeborenenperiode	Vitamin K
Wachstumsperiode	Vitamin D
Alter	Vitamin A
	Vitamin B-Komplex
	Vitamin C
	Vitamin E
Extreme Sonnenbestrahlung	Vitamin C
	Nicotinsäureamid
Zustand nach Operationen	Vitamin C

Fehlernährung (einseitig, mangelhaft)

vorwiegende Maisernährung	Nicotinsäureamid
	Vitamin B-Komplex
vorwiegende Reisernährung	Vitamin B1
vegane Ernährung	Vitamin D3
	Vitamin B12

Medikamente und Vergiftungen

Antibiotika	Vitamin K
	Vitamin B-Komplex
Antikoagulantien (Gerinnungshemmittel)	Vitamin K
Antituberkulosemitttel	Vitamin B6
Alkoholismus	Vitamin B-Komplex
	Vitamin K
Nikotinismus	Vitamin B-Komplex
	Vitamin C

belle der wichtigsten Vitamine

	Tagesdosis (mg)	Funktion	Mangelzustände	pflanzl. Quellen
lösliche Vitamine:				
tinol	Frauen 0,8mg Männer 1,0mg	Notwendig für: Sehprozeß, Schilddrüsenfunktion, Schleimhautbildung	Wachstumsstörungen, Nachtblindheit, Hautveränderungen, erhöhtes Brustkrebsrisiko	Provitamin A: Möhren, Spinat, Löwenzahnblätter, Feldsalat
lciferol	Kinder 0,01mg Erwachsene 0,005mg	Unentbehrlich für: Zähne, Knochen, Kalziumaufnahme	Wachstumsstörungen, Knochenentkalkung, Rachitis	Champignons, Pfifferlinge, Morchel
copherol	12 mg	Oxidationsschutz für Knochen und Verzögerung der Alterung	Erkrankungen des Nerven- und Muskelsystems, Bindegewebserkrankungen, Rheuma	Nüsse und Samen, Weizenkeime

wasserlösliche Vitamine:

B1	Frauen 1,2mg Männer 1,4mg	Beteiligt am Kohlenhydrat-, Fett- und Eiweißstoffwechsel, Aktionssubstanz der Nerven	Beri-Beri, Schäden an Herz, Gefäßen und Nerven, Magen-Darm-Störungen, Muskelstörungen	Getreide- und Getreideproduk▪ Hülsenfrüchte, Bierhefe
B2	Frauen 1,2mg Männer 1,7mg Kinder 1–12 J. 0,8–1,5mg	Förderung von Wachstum und Gewicht, beteiligt an der Zellatmung	Störungen bei Gewicht und Wachstum, Schädigung an Haut, Schleimhaut, Sehorganen	Getreide- und Getreideproduk▪ Gemüse, Pilze Bierhefe
Niacin	Frauen 15mg Männer 18mg Kinder bis 12 J. 9–15mg	Aufbau und Funktion der Gewebe, Verdauung, Nerven, Haut	Pellagra, Stoffwechselstörungen an Haut, Magen-Darm-Kanal u. Nervensystem	Getreide- und Getreideproduk▪ Gemüse, Bierhefe
B6	Frauen 1,6mg Männer 1,8mg	Notwendig für gesamten Eiweiß- u. Gewebsstoffwechsels, der Leber, des Nervensystems und der Haut	Mangelhafte Vitalität, Störungen an Nerven und Haut	Getreide- und Getreideproduk▪ grünes Gemüse, Bierhefe
Folsäure	Erwachsene 0,3mg, Kinder u. Jugendliche 0,006–0,3mg Säuglinge 0,04mg	Beteiligt an der Ausreifung der roten Blutkörperchen, Schleimhaut, Magen-Darm-Kanal	Blutarmut, Gerinnungsstörung (Blutplättchen)	Gr. Blattgemüse Hülsenfrüchte, Nüsse, Weizenkeime, Obst, Bierhefe
B12	Erw. 0,003mg Schwangere u. Stillende 0,003–0,004mg, Kinder und Jugendliche 0,001–0,003mg	Unbedingt erforderlich für Blutbildung und Nervensystem	Blutbildungs- u. Nervenstörungen, Schädigungen der Magenschleimhaut, Mangel auch durch die Einnahme der Antibabypille	Keine pflanzlich▪ Quellen
C Ascorbinsäure	Erw. 75mg, Schwangere 100mg, Stillende 125mg	Für den gesamten Zellstoffwechsel und die Energieverwertung unbedingt erforderlich	Skorbut und alle Vorstadien, Möller-Barlow-Krankheit beim Säugling	Früchte, Gemüs▪ und Salate

Mineralien und Spurenelemente

Außer den organischen Nährstoffen Eiweiß, Fett und Kohlenhydrate benötigt unser Körper auch anorganische Nahrungsbestandteile. Das sind die nicht brennbaren Mineralstoffe. Der Anteil im menschlichen Körper beträgt 5% des Körpergewichts (ohne Wasser). Normalerweise scheidet der Mensch 15–25g Mineralstoffe täglich aus. Dieser Mineralstoffverlust muß ständig ersetzt werden. Das geschieht mit der Nahrung, wenn sie vollwertig ist.

Der *Bedarf des Körpers* an den einzelnen Mineralstoffen ist sehr unterschiedlich. Wir unterscheiden deshalb nach der Menge ihres Vorkommens im Körper und dem entsprechenden Bedarf zwei Gruppen, nämlich

1. *Mengenelemente:* z. B. Natrium, Kalium, Kalzium, Magnesium, Chlorid, Phosphat und Silicium;
2. *Spurenelemente:* z. B. Eisen, Kupfer, Kobalt, Zink, Jod, Molybdän, Chrom und Selen.

Die Mineralstoffe haben im Körper zahlreiche, wichtige Aufgaben zu erfüllen:

1. Als Baustoffe geben sie dem Skelett die notwendige Festigkeit, damit es seine Stütz- und Haltefunktion erfüllen kann.
2. Als Regelstoffe beeinflussen sie die lebensnotwendigen physikalischen und chemischen Eigenschaften der Körperflüssigkeiten, z. B. den Innendruck der Zellen, Gewebsspannung u.v.a.
3. Sie dienen als Bestandteile einer Vielzahl organischer Verbindungen, z. B. Eisen für den Blutfarbstoff, Jod für das Schilddrüsenhormon und Magnesium zum Aufbau zahlreicher Enzyme.

Wie die Vitamine liefern auch die Mineralien und Spurenelemente keine Energie. Dennoch sind sie lebensnotwendig (essentiell), damit die vielen Stoffwechselprozesse im Körper ungestört ablaufen können. Da unser Körper diese Stoffe nicht allein aufbauen kann, muß er sie regelmäßig mit der Nahrung aufnehmen. Das ist mit unseren Lebensmitteln ohne weiteres möglich, wenn sie mengenmäßig optimal und qualitativ hochwertig, das heißt, gut ausgewählt sind. Die Mineral- und Spurenstofflieferanten, unsere Lebensmittel also, müssen natürlich und – soweit möglich – ohne Hitzeeinwirkung und Fremdstoffzusätze belassen werden. Wir dürfen sie auch nicht durch unnötige Kochprozesse oder Auslaugung im Wasser ihrer Mineral- und Spurenstoffe teilweise oder völlig berauben. Fehlen auch nur einzelne Stoffe oder mangelt es fortlaufend daran, dann sind *Leistungseinbußen* bis zu *schweren Erkrankungen* die unausweichliche Folge.

Ziel einer gesunden Ernährung ist es, Gesundheit und Wohlbefinden zu fördern, Krankheit zu verhindern, die gesunde Entwicklung unserer Kinder zu unterstützen und das Gefühl für Selbstverantwortung zu wecken. Es ist nun aber nicht erforderlich, bei der Gestaltung des Speisezettels und bei der Küchenarbeit dauernd nach den vielen Nähr- und Funktionsstoffen zu fragen oder Nährmittelanalysen und Bedarfsdeckungszahlen zu überdenken. Man braucht sich nur mit einigen Ernährungsgrundsätzen vertraut zu machen und diese bei der Zubereitung der Mahlzeiten berücksichtigen.

Gesundheit und Krankheit – beides wächst aus der Küche

Die große Bedeutung der *Mineralien und Spurenelemente* für Leben und Gesundheit des Menschen wurde erst in den letzten Jahren so richtig deutlich. Es ist unglaublich, wie groß und zahlreich die Funktionen und Leistungen der Gewebe- und Organzellen im menschlichen Organismus sind, die ohne Mineralien und Spurenelemente gar nicht möglich wären. Sehr eng sind zum Beispiel die Zusammenhänge zwischen den Mineralien und Spurenelementen und dem Abwehrsystem des Körpers, das von den Mineralien und Spurenelementen gesteuert wird. Das gilt auch für die Mineralien untereinander, wie das System des Säuren-Basen-Gleichgewichts zeigt, das ganz von den Mineralien abhängt. Durch ein größeres Verständnis der Zusammenhänge gelangt man zum Erkennen von Krankheitszuständen und ihren natürlichen Behandlungsmöglichkeiten. Es hängt von den verzehrten Nahrungsmitteln ab, ob nach der Verdauung mehr Säuren als Alkalien im Blut auftreten. Die entsprechenden Mineralien werden sehr bald wieder das Säure-Basen-Gleichgewicht herstellen, da der Körper in jedem Fall versucht, den Blut-ph-Wert[34] normal zu halten. Normal ist ein Wert von ph 7,0. Werte darüber zeigen alkalische, Werte darunter saure Reaktionen an.

---

[34] pH-Wert = Säurewert, der angibt, ob eine Flüssigkeit sauer, basisch oder neutral reagiert

Der Einblick in die Wunderwelt der Mineralien und Spurenelemente läßt genauso wie bei den bereits dargestellten Vitaminen danach fragen, aus welchen Quellen die vielen Mineralien und Spurenelemente stammen und wie wir sie uns auf einfachste Weise einverleiben können. Das ist natürlich nur über die Nahrungsmittel möglich, die von Natur aus die Vielfalt dieser Stoffe enthalten. Es kommt nur darauf an, ob wir die Nahrungsmittel, die ja im besten Sinne des Wortes unsere Lebensmittel sind, richtig auswählen und ob wir richtig damit umgehen.

Alle Mineralien und Spurenelemente können in dieser Arbeit nicht dargestellt werden. Es genügen aber auch einige Beispiele, um die ungeheure Bedeutung der Mineralien und Spurenelemente wenigstens teilweise zeigen zu können. Um aber eine größere Übersicht zu vermitteln, habe ich eine Tabelle über die wichtigsten Stoffe zusammengestellt (siehe Seite 105).

Natrium als Reglerstoff

Der Gesamtbestand an Natrium im Körper beträgt 70g. Die Hälfte des Natriumbestandes befindet sich im Blut und in der Gewebsflüssigkeit, das heißt außerhalb der einzelnen Zellen. Ein Drittel des Bestandes ist in den Knochen und kann bei Mangelzuständen an das Blut abgegeben werden. Außerdem befindet sich Natrium in den Magenzellwänden, die die Magensalzsäure bilden, und in den Nieren, die Natrium ausscheiden. Natrium wird aus dem Speisebrei des Dünndarms aufgenommen.

8g Natrium binden im menschlichen Organismus 1 Liter Wasser. Ein möglichst gleichbleibender Natriumbestand ist die Voraussetzung dafür, daß weder Wasseransammlungen noch zu große Wasserverluste auftreten. Die Regelung erfolgt durch die Ausscheidung über Nieren und Haut. Zu *starker Anstieg* des Natriums im Körper führt zu Wasseransamlungen in den Geweben und zu Bluthochdruck. Zu starkes *Absinken des Natriums* im Körper führt zu Wasserverlusten, Schwäche, Absinken des Blutdrucks, Gewichtsverlust und Muskelkrämpfen. *Natriumverlust tritt ein durch:* Hitzearbeit, heißes Klima, Schwitzen, anhaltendes Erbrechen und Durchfälle. Erbrechen und Durchfälle sind für Säuglinge und Kleinkinder besonders gefährlich.

Mangelhafte Natriumzufuhr durch die Nahrung ist selten, meist wird zuviel und oft viel zuviel aufgenommen.

Natriumbedarf und seine Deckung:
Unsere Nahrung enthält, auch wenn man salzreiche Nahrungsmittel meidet und kein Kochsalz zusetzt, immer noch 4–5g Kochsalz, das entspricht etwa 2g Natrium. Damit ist der Minimalbedarf gedeckt. In den meisten Haushalten wird aber kräftig gesalzen und damit der wirkliche Bedarf weit überschritten. Das gilt besonders für Gasthauskost. Kochsalzzusätze über drei Gramm bei der Zubereitung der Speisen sollten vermieden werden. Durch die drei zu besprechenden Kostformen – ovo-lacto-vegetabile, lacto-vegetabile und vegane Kost – wird der Natriumbedarf ohne weiteres gedeckt.

Kalium – ein Gegenspieler des Natriums

Kalium gehört zu den großen Instrumenten im „Konzert der Mineralien". Besonders im Zusammenspiel mit Natrium reguliert es den Wasserhaushalt des Körpers und normalisiert den Herzrythmus. Die Hauptmenge des Kaliums befindet sich innerhalb der Zellen, während das Natrium außerhalb der Zellen, im Zwischenzellraum, aktiv wird. Durch die ständige Wiederherstellung des Gleichgewichts wird das Wasser im Gewebe festgehalten und damit die Gewebsspannung gesichert. Fachlich spricht man dann von einem Zustand der „Elektronenneutralität", die durch die „Natrium-Kalium-Pumpe" das Gleichgewicht oder die Neutralität garantiert. Das Wechselspiel von Natrium und Kalium ist notwendig und unentbehrlich für die Reizleitung. Alle erregbaren Zellen haben die Fähigkeit, die Durchlässigkeit für Natrium- oder Kaliumionen[35] zu ändern. Auf einen Nervenreiz hin strömen Natriumionen in die Zellen und Kaliumionen nach außen. Diese Ionenveränderung pflanzt sich von Zelle zu Zelle fort, bis sie auf einen Muskel übertragen wird, der sich dadurch zusammenzieht und damit eine Bewegung auslöst.

Kalium hat aber auch allein noch weitere *Aufgaben*. So aktiviert es vor allem Enzyme, die wiederum im Kohlenhydratabbau wirken und bei der Energiegewinnung beteiligt sind.

---

[35] Ionen = elektrisch geladene Teilchen, die aus Atomen oder Molekülen entstehen

Es hat aber noch weitere, sehr wichtige Funktionen zu erfüllen. So leitet Kalium Sauerstoff zum Gehirn, senkt zu hohen Blutdruck und trägt zum Abbau von Schadstoffen im Gewebe bei.

Erwachsene benötigen täglich 2–3g Kalium. Diese Menge wird sehr leicht erreicht, da in den meisten vegetabilen Nahrungsmitteln genügend Kalium vorhanden ist. Die besten natürlichen Quellen sind alle Früchte, die grünen Blattgemüse, Kartoffeln, Bananen, Tomaten, Brunnenkresse.

Wenn man die Kaliumzufuhr übertreibt, was aber mit natürlichen Lebensmitteln kaum möglich ist, da sie meist auch die „Gegenspieler" enthalten, kann es zu Vergiftungen kommen. Viel häufiger sind dagegen *Kaliummangelerkrankungen*. Dazu zählen Ödeme (Wasseransammlungen) und zu niedriger Blutzucker.

Zum *Kaliumverlust* tragen Alkohol, Kaffee, Zucker und harntreibende Mittel nicht unwesentlich bei. Bei den drei vegetarischen Ernährungsformen (ovo-lacto, lacto-vegetarische und vegane Ernährung) ist mit Kaliummangel nicht zu rechnen.

Erhöhungen wie auch Erniedrigungen von Kalium im Vollblut, die man durch eine Blutuntersuchung im Labor ohne weiteres feststellen kann, zeigen immer Stoffwechselschäden an, die bei längerer Dauer zu ernsthaften klinischen Untersuchungen Anlaß geben.

Kalzium und Magnesium – die Stars der Mineralien

Viele pflanzliche Lebensmittel sind gute *Kalziumlieferanten*, so z. B. Getreide, Hülsenfrüchte, viele Gemüsesorten, Samen und Nüsse. Die Aufsaugung (Resorption) des Kalziums aus diesen Nahrungsmitteln ist jedoch nur ausreichend, wenn der *Eiweißkonsum* nicht überhöht wird, d.h. nicht mehr als 50g pro Tag beträgt. Schon ein Eiweißkonsum von 75g täglich bei einer Kalziumzufuhr von 1400mg pro Tag führt zu einem Kalziumverlust und damit zu einer negativen Kalziumbilanz.[36]

---

36 Blank, R.P., Diehl, H.A., Ballard, G.T. u.a.: Calc. metabolism and osteoporotic ridge resorption

Tagesbedarf:
Kalzium ist das häufigste, aber auch kritischste Mineral im menschlichen Körper. Jugendliche, Frauen und ältere Menschen leiden häufig unter Kalziummangel. Sie brauchen nach heutiger Ansicht 800mg Kalzium täglich, Schwangere und Stillende sollten 1200–1300mg mit der Nahrung zu sich nehmen.

Funktionen im Organismus:
Kalzium wirkt auf
- die Durchlässigkeit der Zellwände,
- die Blutgerinnung,
- die Herztätigkeit,
- den Aufbau von Knochen und Zähnen sowie
- auf die Erregbarkeit von Muskeln und Nerven.

Kalzium aktiviert einige Enzyme und trägt zur Zellmembranstabilisierung bei.

Mangelerscheinungen:
Sie treten auf, wenn
- zu wenig Kalzium zugeführt wird,
- zu wenig Vitamin D zur Verfügung steht oder
- ein zu hoher Eiweißkonsum stattfindet.

Bei anhaltendem Mangel entsteht bei Kindern Rachitis (Knochenerweichung) und bei Erwachsenen die *Osteomalazie* (ungenügende Knochenmineralisierung). Eine anhaltende zu geringe Kalziumzufuhr führt besonders im mittleren Alter zur *Osteoporose* (Knochenschwund). In Deutschland leiden etwa 10% der meist älteren Bevölkerung daran.

Nach neueren Untersuchungen geht dem Knochenschwund ein ständiger Kalziumverlust voraus. Wahrscheinlich ist eine *Fehlernährung* die wichtigste Ursache in einer Reihe von möglichen Ursachen der Osteoporose. Eine sinnvolle Ernährung kann aber der Ausgangspunkt zu einer fühlbaren Besserung oder sogar Heilung sein. (Nähere Angaben über eine sinnvolle Heilkost finden sich im Kapitel „Osteoporose und Ernährung".)

Außer dem Kalzium kommt auch sehr viel *Magnesium* in den Körperzellen vor. Der Körper eines Erwachsenen weist einen Bestand von 25g auf. Die Hälfte davon befindet sich im Skelettsystem.

Für Vegetarier kommen folgende Lebensmittel als *Magnesiumlieferanten* in Frage: Getreideprodukte, Hülsenfrüchte, Mandeln, Nüsse, Feigen, Zitronen, Pampelmusen, dunkelgrüne Gemüsesorten, Äpfel, Avocados, Hirse, Spargel und Sojabohnen.

Tagesbedarf:
Erwachsene benötigen 300–400mg täglich, Schwangere und stillende Mütter 450mg.

Funktionen:
Magnesium ist der Gegenspieler des Kalzium. Es ist für zahlreiche *Enzymreaktionen* unbedingt erforderlich. Ferner wird es zur Kalziumaufnahme wie auch zum Transport des Kalziums zu den Knochen gebraucht.

Eine hohe Kalziumaufnahme nützt gar nichts, wenn nicht gleichzeitig genügend Magnesium vorhanden ist, das als „Taxi" für das Kalzium dient. Zu besonders hoher Kalziumaufnahme zu raten ist sinnlos, da zuviel Kalzium die Magnesiumaufnahme blockieren kann. Hier zeigt sich die Gegenspielerfunktion von Kalzium und Magnesium. Ein bedarfsgerechter Magnesiumanteil in der Ernährung normalisiert nicht nur den Magnesiumspiegel im Blut, es kommt zugleich zur Normalisierung des Kalziumspiegels und damit zur Ausbilanzierung des Kalzium-Magnesium-Verhältnisses durch eine bessere Auswertung des Kalziums im Stoffwechsel. Der Kalziumspiegel steigt an, obwohl die Kalziumzufuhr nicht erhöht wird. Eine hohe Kalziumzufuhr kann dann eher schädlich als nützlich sein. Das ist von großer, vielleicht sogar entscheidender Bedeutung z. B. bei der Behandlung der Osteoporose (Knochenentkalkung). (Siehe dazu auch den Beitrag über Osteoporose und Ernährung im nächsten Kapitel.) Eine verbesserte Kalziumverwertung und ein ausgeglichenes Kalzium-Magnesium-Verhältnis ist also besser als eine einseitige hohe Kalzium- oder Magnesiumzufuhr. Der Verzehr natürlicher Kalzium- und Magnesiumlieferanten ist ein ganz wesentlicher Faktor in der Osteoporosebehandlung.

Mangelsymptome:
Es liegt ein Magnesiummangel vor, wenn der Magnesium-Blutspiegel unter 2,2mg% beträgt. Alkoholkonsum vermindert die Aufnahme von Magnesium und erhöht zugleich die Ausscheidung. Kommt

noch eine einseitige Ernährung hinzu, dann können sehr bald eine gesteigerte muskuläre Erregbarkeit und Krämpfe auftreten.

Untersuchungen aus den letzten zehn Jahren haben gezeigt, daß dem Magnesium bei der Entstehung, Vorbeugung und Behandlung von bestimmten Herz-Kreislauf-Erkrankungen eine Schlüsselrolle zukommt, so bei Rythmusstörungen, Herzinfarkt und Verengung der Herzkranzgefäße (Angina pectoris).[37]

Bei den Folgen des Magnesiummangels unterscheidet *Dr. med. H. Beier*[38] vier Formen der Magnesiummangelzustände, nämlich

1. die vom Gehirn ausgehende (zerebrale) Form (mit Nervosität, überstarken Reflexen, nicht unterdrückbarem Zittern),
2. die von den Eingeweiden ausgehenden (Krämpfe der Bauchorgane),
3. die von Herz und Gefäßen ausgehende Form (Rythmusstörungen, Herzbeschleunigung und Herzenge) und
4. die von Muskeln und Nerven ausgehende Form (Nackenkrämpfe, Hinterkopfschmerz, Krämpfe der Schulter- und Gesichtsmuskulatur).

Dr. med. W. Grebe, Frankenberg/Eder, stellte fest, daß bei Dauersportlern stets ein hoher Magnesiumverlust auftritt.[39]

Wir wissen, daß der sehr häufige Magnesiummangel die wichtigsten Lebensvorgänge im Zellgewebe, nämlich die Zellatmung, schädigt und damit

– die Abwehr- und Heilvorgänge zum Erliegen kommen,
– der Krebsbildung Vorschub geleistet und
– die Karies (Zahnfäule) begünstigt wird.

Die heute noch fast allgemein übliche Kost kann den *täglichen Magnesiumbedarf* des Menschen nicht decken. Die Gründe sind unzureichende Bodendüngung (magnesiumarm) und die falsche Zubereitung der Speisen. Nach einer Kochzeit von 20 Minuten geht schon die Hälfte des Magnesiums verloren. Auch eine zu fettreiche Kost, Tiefkühlkost, phosphatreiche Erfrischungsgetränke und kochsalzrei-

---

37 Clasen, Prof. Dr. H.G.: Das Mineral Magnesium beeinflußt Herz-Kreislauf-Erkrankungen positiv, Stgt. Mineralstoffsymposium 1989, Mineraloscop 2/89
38 Beier, Dr. med. H.: Streß, Streßbewältigung und die Rolle im Streßgeschehen, Stgt. Mineralstoffsymposium 1989, Mineraloscop 2/89
39 Grebe, Dr. med. W.: Hoher Magnesiumverlust bei Dauersportlern, Stgt. Mineralstoffsymposium 1980, Mineraloscop 2/89

che Nahrung sind verantwortlich für den Magnesiumverlust. Um eine *Magnesiumunterversorgung* zu verhüten, bedarf es einer vitamin-, mineral-, spurenstoff- und enzymreichen Kost mit einem erheblichen Anteil an Frischkost, wie er durch die *ovo-lacto-vegetabile* und *vegane Vollkost* erreicht wird. Damit ist auch zugleich die Zufuhr des notwendigen Kalziums gesichert.

Eisen – ein wichtiger Bestandteil des Blutfarbstoffes

Normalerweise hat der Körper einen Gesamteisenbestand von 4–5g. Er findet sich vorwiegend als Bestandteil des roten Blutfarbstoffs in den roten Blutkörperchen. Dieser Blutfarbstoff – Hämoglobin genannt – kann molekularen Sauerstoff binden, speichern und transportieren. Eisen wird aus dem Nahrungsbrei durch die Darmwand ins Blut aufgenommen und dann zum Knochenmark, zur Leber und zur Milz transportiert. Es bleibt hier gespeichert, bis es zur Bildung von Blutfarbstoff gebraucht wird.

Eisenmangel führt zur Blutfarbstoffverarmung und damit zur Blutarmut oder Bleichsucht, wobei die Sauerstoffversorgung leidet und der ganze Körper in Mitleidenschaft gezogen wird.

Tägliche empfohlene Eisenzufuhr:

bei Säuglingen	5–8mg
Jugendlichen und Erwachsenen	12–18mg
Schwangeren	25mg
Stillenden	20mg
älteren Menschen	15mg

Die Deckung des Eisenbedarfs erfolgt durch unsere Nahrungsmittel. Besonders geeignet dafür sind:

- Leber und Eigelb (diese tierischen Quellen werden zuerst genannt, weil ihr Eisengehalt besser ausgenutzt werden kann als der von pflanzlichen Lebensmitteln),
- viele Obstsorten, besonders Aprikosen,
- Gemüse und Salate,
- Nüsse und Getreide.

Dr. Martin Seibold und seine Mitarbeiter führten Untersuchungen über die Großküchenverpflegung der medizinischen Universitätskliniken in München in bezug auf den Gehalt an Eisen durch. Sie fanden je nach Kostform Defizite von 20–45% des täglich erforderlichen Eisengehaltes von 15mg. Damit liegt eine echte Fehlernährung vor. Auch unsere sogenannte „gutbürgerliche Kost" oder „Hausmannskost" weist zuwenig Eisen auf, wie ich selbst bei Routineuntersuchungen in der Praxis feststellen konnte, ist also schon allein deswegen unterwertig.

Jeder weiß, daß Eisen für die Bildung des roten Blutfarbstoffs notwendig ist. Eisen ist aber auch ein Baustein einiger Fermente, die an den lebensnotwendigen Atmungsvorgängen in den Zellen beteiligt sind (Atmungsfermente, Oxydase, Katalase).

Der Körper enthält 5,5g Eisen. Der Säugling benötigt 5–8mg. Er erhält aber bei künstlicher Ernährung mit verdünnter Kuhmilch nur den vierten Teil. Die *Eisenreserve*, die er bei der Geburt mitbekommt (200–400mg) reicht aus, um den Eisenbedarf während der stärksten Wachstumsperiode in den ersten 4–6 Lebensmonaten zu decken. Eisen wird also nicht durch die übliche Flaschenmilchernährung ersetzt. Daher entwickelt sich bei vielen Säuglingen ein Zustand der Eisenverarmung, häufig sogar ein schwerer Eisenmangel und damit eine Blutarmut. Bei Frühgeburten entsteht der Eisenmangel wesentlich schneller. Er wird durch das Fehlen einer ausreichenden Eisenreserve bei der Geburt und das besonders schnelle Wachstum hervorgerufen.

Oft ist schon der Eisenhaushalt der Mutter während der Schwangerschaft nicht ausgeglichen, so daß dem Säugling eine ausreichende Eisenreserve gar nicht mitgegeben werden kann. Wir sagen heute, daß fast jede Schwangere einen Eisenmangel aufweist. Fehlt dann auch noch die Magensäure, so kann Eisen nicht genügend aus der Nahrung herausgelöst und aufgenommen werden. Eine reichliche Vitamin C-Zufuhr unterstützt die Eisenaufnahme wesentlich. Sehr oft ist aber auch sie nicht ausreichend.

Eine vollwertige *ovo-lacto-vegetabile Ernährung* deckt den täglichen Eisenbedarf vollauf. Bei veganer Kost müssen hoch eisenhaltige Nahrungsmittel bevorzugt werden (Blutbildkontrollen sind anzuraten).

Eisenhaltige Nahrungsmittel (je 100g verzehrbarer Anteil):

Bierhefeflocken	17,5mg	Mandel	4,7mg
Schnittlauch	13,0mg	Pfifferling	6,5mg
Sojamehl	12,1mg	Aprikose getr.	5,0mg
Sesam	10,0mg	Grünkern	4,2mg
Hirse	9,0mg	Roggen	5,0mg
Sonnenblumenkerne	7,0mg	Cashewnuß	3,8mg
Kichererbsen	7,2mg	Kokosraspel	3,6mg
Linsen	6,9mg	Schwarzwurzeln	3,3mg
Bohnen, weiß	6,1mg	Brunnenkresse	3,1mg
Erbsen, geschält	5,2mg	Rosenkohl	3,0mg

Hierbei ist natürlich die Herauslösbarkeit und Aufnahmefähigkeit des Eisens im Darm zu berücksichtigen, wobei eine intakte Darmflora vorausgesetzt wird.

Fluor stärkt Zähne und Knochen

Als weiteres Beispiel einer Fehlernährung soll der Fluorgehalt der Nahrung erwähnt werden. Wir wissen, daß Fluor in der täglichen Nahrung notwendig ist, u. a. zur Erhaltung und Härtung des Zahnschmelzes und zur Festigung der Knochen. Wenn es fehlt, kommt es zu Zahnfäule (Karies). Daß es fehlt, beweist die erschreckend hohe Zahl der Karieskranken. Man versucht heute, den Mangel durch eine Fluorzugabe zum Trinkwasser oder zum Kochsalz auszugleichen. Diese künstliche Zufuhr von Fluor hat viele Diskussionen über Fluorschäden durch Überdosierung ausgelöst.

1,0–1,5mg pro Tag ist die optimale Fluordosis. Bei 2,5mg zeigen sich schon Schäden an den Zähnen, die sogenannten Fluorose-Flekken. Dosen über 10mg/kg Körpergewicht schädigen Zähne und Knochen nachhaltig.

Die künstliche Zufuhr wäre überflüssig, wenn man Nahrungsmittel mit hohem natürlichen Fluorgehalt berücksichtigte. Viel Fluor ist in den folgenden Nahrungsmitteln enthalten, die auch für die vegetarische Ernährungsweise geeignet sind: Walnüsse, Sojabohnen, Spargel, Spinat, Bohnenkraut, Pfifferlinge, Gerste, Graupen, Steinpilze, Meersalz, Getreideprodukte, Vollkorn, Mineralwasser.

Fluor ist ein Element, das als Nahrungsfaktor der Menschen eine intensive Beachtung verdient. Fluorzusätze zum Trinkwasser und damit zum Kochwasser sind aber bedenklich, da Fluor von manchen Speisen (z. B. Gemüse) in erhöhtem Maße aufgenommen und im Gegensatz zum Chlor beim Kochprozeß nicht verdampft, sondern konzentriert wird. Die Aufnahmefähigkeit wird durch Kalzium, Magnesium und Aluminium auf ca. 40–70 Prozent herabgesetzt. Eine *Überdosierung* von Fluor würde u. a. die Jodaufnahme durch die Schilddrüse verhindern und damit der Kropfbildung Vorschub leisten.

Fluormangel im Kindesalter verhindert die notwendige Zahnhärtung, und die Zähne werden kariesanfällig. Die Berücksichtigung der angeführten Fluorlieferanten ist bei den drei Formen der vegetarischen Ernährung selbstverständlich.

Chrom: Ein Beispiel für eine Mangeldiät

Ein Beispiel mag zeigen, wie der Mangel an nur einem Nahrungsfaktor, der in Spuren benötigt wird, bereits zu einer Reihe von Stoffwechselstörungen führen kann, nämlich Chrommangel.

Chrom wurde bis vor wenigen Jahren als ein körperfremdes, giftiges Element angesehen. Heute gilt es in geringerer Menge als Bioelement, also als ein für die Gesundheit notwendiger Stoff. Verabreicht man Ratten eine Chrom-Mangeldiät, so kann man an diesen Tieren sehr bald

– einen Anstieg der Blutfettwerte (Hypercholesterinämie),
– einen Anstieg des Blutzuckers (Hyperglykämie) und
– eine Verkalkung (Atherosklerose) der Aorta nachweisen.

Dieses komplexe Krankheitsbild gleicht sehr der menschlichen Atherosklerose.

Im Zuckerstoffwechsel wirkt Chrom mit Insulin zusammen regulierend auf den Blutzuckerspiegel. Außerdem hilft Chrom beim Transport der Eiweiße aus dem Blut ins Gewebe. Die Rolle des Spurenelements Chrom beim Menschen wird deutlicher, wenn man weiß, daß in der Aortenwand der an Kranzgefäßerkrankungen Verstorbenen ein bedeutend niedrigerer Chromgehalt nachgewiesen wurde als bei Verstorbenen, die an irgendeiner anderen Krankheit litten. Während man aber bei der Ratte die täglich notwendige Menge zur Sicherung des Zucker- und Cholesteringleichgewichts kennt, ist sie für den Menschen noch unbekannt. Rechnet man die bei der Ratte notwendige Menge auf den Menschen um, so käme man auf 500–700 Mikrogramm (Millionstel Gramm pro Tag). Aus den USA ist bekannt, daß die *tägliche Chromaufnahme mit der Nahrung* nur 50–100 Mikrogramm beträgt. Die Frage, wieviel Chrom aus der Nahrung tatsächlich die Darmwand passiert und damit zur Wirkung kommen kann, ist noch nicht zu beantworten.

Chromlieferanten sind hauptsächlich Getreidevollkornprodukte, Gemüse, Kartoffeln, Obst und Nüsse. Auch Maisöl und Bierhefe sind brauchbare Quellen.

Wirkungen:
Bis heute weiß man nur, daß Chrom bei hohem Blutdruck und zu hohem Blutzucker normalisierend wirkt.

Da alle Lebensmittel, die Chrom liefern, auch wichtige Bestandteile der veganen Kost darstellen, ist dadurch oder auch durch die ovo-lacto- und lacto-vegetabile Kost eine Unterversorgung nicht gegeben.

Selen

Selen, ein nichtmetallischer Grundstoff, besitzt eine große Bedeutung für die Gesunderhaltung, Krankheitsverhütung und Krankheitsbehandlung, weil er, ganz allgemein gesagt, die Stoffwechselwege reinigt und die Abwehrkräfte mobilisiert. Der tägliche Selenbedarf wurde von den Stoffwechselforschern mit 100 Mikrogramm festgesetzt. Wie beim Jod und Chrom gibt es in Deutschland selenarme Gegenden. Hier wird die täglich erforderliche Dosis von 100 Mikrogramm durch die dort erzeugten Nahrungsmittel nicht erreicht.

Wenn man nun die nachfolgende *Tabelle über den Selengehalt* unserer Nahrungsmittel ansieht, muß man feststellen, daß unsere heimischen Produkte nur mäßige Werte aufweisen, so daß es, ganz grob gesehen, kaum möglich ist, den Tagesbedarf von 100 Mikrogramm durch die Nahrungsaufnahme zu erreichen, es sei denn, daß man hochwertige tierische Produkte, wie z. B. den Hering (140 Mikrogramm in 100 Gramm), in den Speiseplan mit aufnimmt.

Den Tagesbedarf durch die tägliche Nahrungsaufnahme zu dekken, ist nur möglich, wenn die Nahrungskette Boden – Pflanze – Tier und Mensch intakt ist. Voraussetzung ist deshalb, daß im Boden genug Selen vorhanden sein muß, damit die Pflanzen es aufnehmen können und so bei uns durch den Verzehr der pflanzlichen oder tierischen Produkte eine ausreichende, noch besser eine optimale Versorgung möglich ist. Entsprechende Untersuchungen an 500 Bodenproben aus dem gesamten Bundesgebiet wurden vom Institut für Tierernährung in Bonn durchgeführt. Sie ergaben, daß besonders die Böden in Baden-Württemberg selenarm sind. Über 300 Grasanalysen zeigten, daß auch das Gras, das als Tierfutter diente, zu wenig Selen enthielt. Die Ernährungswissenschaftler mußten deshalb die Versorgung von Kühen auf der Weide als nicht ausreichend bezeichnen. Daß dann die sogenannten „tierischen Veredlungsprodukte" wie Fleisch, Milch und Milchprodukte ebenfalls zu wenig an diesem Spurenelement aufweisen, ist selbstverständlich. Auch die pflanzlichen Lebensmittel wie Obst und Gemüse waren ebenfalls arm an Selen. Diese Ergebnisse stammen aus dem Jahr 1988.

Selen in Nahrungsmitteln
(in 100g eßbarer Substanz, Messwerte in Mikrogramm)

Gerste	0,02–2000,00	Rettich	3,60–30,00
Weizen	0,70–130,00	rote Beete	7,00–22,00
Weizenkeime	110,00	Möhre	6,50–10,00
Roggen	0,70–8,00	Kartoffel	4,00–20,00
Buchweizen	18,00	Tomate	6,50–10,00
Reis (unpoliert)	40,00	Spargel	10,00
Maisflocken	2,60	Endivie	13,00
Haferflocken	8,00–11,40	Knoblauch	20,00
Sojabohnen	50,00–70,00	Kokosnuß	810,00
Linsen	11,00	Apfelsine	3,50
Bohnen, Samen	22,00	Mandarine	17,00
Rotkohl	15,00	Weinbeere	2,80
Blumenkohl	0,60–16,00	Bierhefe	8,00–90,00
Rosenkohl	18,00	Käse, Emment.	11,00
Weißkohl	18,00	Ei	10,00
weiße Rübe	3,60–27,00	Kuhmilch	9,00

Weitere Untersuchungen erfolgten in Bonn, um zu klären, ob die Selenverarmung bei uns bereits zur Gefährdung des Menschen führt. In Finnland und Neuseeland, wo der Boden und die Pflanzen noch schlechter mit Selen versorgt sind als bei uns, wird eine Steigerung des Selengehaltes durch eine entsprechende Düngung bereits durchgeführt.

Die heute so hochgepriesene *Vollwerternährung* ist aber nur ein Traum, solange nicht die Voraussetzung für vollwertige Lebens- und Nahrungsmittel vom Boden und von der Luft her geschaffen werden. Wenn wir die Natur noch weiter so ausbeuten und mißhandeln wie in diesem Jahrhundert, werden wir noch viel Krankheit über uns ergehen lassen müssen.

Bisher hatte Selen den Ruf der Giftigkeit. Das ist aber – wie immer in der Medizin – eine Dosierungsfrage. Wir wissen heute, daß die schon erwähnte Dosis von 100 Mikrogramm täglich nicht unterschritten werden sollte, was aber in selenarmen Gegenden häufig der Fall ist. Deshalb sind dort auch Herz-Kreislauf-Erkrankungen häufiger. Hochinteressant ist die Keshan-Krankheit, eine Herzerkrankung, die vor allem in China vorkommt, und zwar nur in selenarmen Gegenden. Sie verläuft oft tödlich und betrifft alle Altersgruppen. Durch eine vorbeugende Verteilung von Selentabletten an die Bevölkerung konnte die Krankheit ausgelöscht werden.

Die Keshan-Krankheit hat sehr deutlich gezeigt, daß Selen eine *herzschützende und heilende Wirkung* besitzt. Sie beruht wahrscheinlich auf einem Enzym (ein Stoffwechsel-Heinzelmännchen mit dem Namen Glutathionperoxydase), das auf giftig wirkende Stoffwechselprodukte vor allem aus dem Fettstoffwechsel entgiftend wirkt.

Aus der Tatsache, daß Selen die Zellmembran stabilisiert und *antivirale* sowie *immunstimulierende Eigenschaften* besitzt (was für alle Viruserkrankungen einschließlich AIDS von Bedeutung ist), läßt sich auch eine krebshemmende Wirkung des Selens verstehen.

Doch damit ist das Wirkungsspektrum des Selens noch nicht erschöpft. Der menschliche Körper benötigt es auch für das Wachstum und die Erhaltung der Fortpflanzungsfähigkeit.

Es entfaltet darüber hinaus eine entzündungshemmende Wirkung vor allem bei rheumatischen Erkrankungen und Allergien, z. B. Heuschnupfen.

Interessant und zugleich wertvoll ist auch die seltene Eigenschaft des Selens, Umweltgifte, z. B. Quecksilber und Cadmium, an sich zu binden. Damit rückt Selen in einen unmittelbaren Zusammenhang mit dem Säure-Basen-Haushalt, der nur ausgewogen bleiben kann, wenn die Wege für den Stofftransport, nämlich Darmwände, Bindegewebe, Gefäßwände und Organzellen, möglichst ungeschädigt und funktionstüchtig bleiben.

Wer durch seine Ernährung nicht in der Lage ist, den Selenbedarf zu decken, kann zu Bierhefe und Weizenkeimen greifen, die einen hohen Selengehalt aufweisen, so daß die erforderliche Tagesmindestmenge erreicht wird. Es gibt aber heute auch Medikamente und Nahrungsergänzungspräparate, z.B Basaselen (Granovita), mit denen man dem Körper die erforderliche Menge an Selen zuführen kann.

Zink

Neben dem Selen bedarf auch das Zink einer besonderen Erwähnung, zumal es für die körpereigene Abwehr unbedingt benötigt wird. Es ist an verschiedenen Abwehrmechanismen des Immunsystems beteiligt. Das gilt für die zelluläre wie auch die humorale Immunabwehr. So sind die T-Lymphozyten, die die wichtigsten regulatorischen Effekte im Immunsystem ausüben, ebenso auf eine ausreichende Zinkversorgung angewiesen wie auch die sogenannten *Freßzellen* (Makrophagen), die meist zuerst mit eingedrungenen Krankheitskeimen in Berührung kommen und sie vernichten.[40] Ein intaktes, gut funktionierendes Immunsystem ist der beste Infektionsschutz.

Zink wirkt auch entscheidend beim Aufbau von Enzymen und bei verschiedenen biochemischen Reaktionen im *Eiweißstoffwechsel* mit. Wesentlich beteiligt ist es auch bei der Entwicklung der Geschlechtsorgane bei Mann und Frau und bei der *Bildung von Insulin*. Der Tagesbedarf an Zink liegt für einen Erwachsenen bei ca. 15 mg., Kinder und ältere Menschen benötigen etwas mehr.[41]

---

[40] Schmidt, Dr. med., Dr. rer. nat. K., Uniklinik Tübingen, in: Mineralstoffwechsel und Abwehrsystem, vfm Verlag für Medizin Heidelberg
[41] Holtmeier, Kuhn, Rummel: Zink, ein lebenswichiges Mineral, Wissenschaftliche Verlagsgesellschaft m.b.H. Stuttgart

Zusammenfassung

Tabelle der wichtigsten Mineralstoffe

Mineralien			
Vorkommen in pflanzlichen Nahrungsmitteln	Tages-bedarf	Körper-bestand	Funktionen im Organismus
Natrium			
Kochsalz u. alle Vegetabilien	2–3g	70g	Regulation der Gewebespannung, Erregbarkeit der Muskeln und Nerven, Balance des Wasserhalts im Blut und den Geweben
Kalium			
Getreide, Weizenkeime, Gemüse, Salat, Obst	4g	170g	Regulation der Spannung in den Körperzellen, Erregbarkeit von Muskeln u. Nerven
Kalzium			
Samen, Nüsse, grüne Gemüse, Kichererbsen	800mg	1000g	Durchlässigkeit der Zellwände, Blutgerinnung, Herztätigkeit, Aufbau von Knochen u. Zähnen, Erregbarkeit v. Muskeln u. Nerven
Magnesium			
Getreide, Hülsenfrüchte, Sojabohnen, Obst, grüne Gemüse	Männer: 350mg Frauen: 300mg	30g	Erregbarkeit von Muskeln und Nerven, Enzymbestandteil, bessert Schwerhörigkeit
Eisen			
Brotgetreide, Hülsenfrüchte, Nüsse, Samen, Aprikosen, Rosenkohl	12–18g	5g	Bestandteil des Blutfarbstoffs, Sauerstofftransport, Enzymbestandteil

⟶

Fluor

Walnüsse, Sojabohnen, Getreide, Meersalz	1,0–1,5mg	2–6mg	Härtung des Zahnschmelzes, Festigung der Knochen

Chrom

Getreide, Gemüse, Kartoffeln, Obst, Nüsse	50–200µg physio- logisch in geringen Mengen	Normalisierung von Blutzucker u. Blutdruck, Vorbeugung gegen Zuckerkrankheit, in seltenen Fällen gibt es auch eine Allergie gegen Chromverbindungen (Chromate)

Selen

Bierhefe, Sojabohnen, Getreide, Gemüse (Voraussetzung: selenhaltige Böden)	100µg	10–15mg	Fördert Wachstum u. Fortpflan- zungsfähigkeit, wirkt immun- stimulierend u. krebshemmend, antiallergisch u. entzündungs- widrig, bindet Umweltgifte

Man muß sich bei allen Betrachtungen der Energielieferanten (Eiweiße, Fette, Kohlenhydrate) und der zahlreichen Funktionsstoffe (Vitamine, Mineralien, Spurenelemente, Enzyme) immer wieder vor Augen halten, daß sie nicht beziehungslos nebeneinander wirken, vielmehr alles mit allem zusammenhängt.

Das *Zusammenwirken* ist in einem gesunden Körper harmonisch und in einem Kranken disharmonisch. Wie in einem guten Konzert jede Note ihren Platz und ihre Beziehung zu den anderen Noten hat und im Zusammenklingen erst Musik entsteht, so kann auch nur die Gesamtheit der Nahrungsstoffe mit ihren ständigen Wechselwirkungen der einzelnen Teilchen die „Melodie unseres Lebens" ausmachen.

Die zahlreichen chemischen Analysen der Nahrungsmittel sind nur sehr wenig aussagekräftig, wenn wir ihr Zusammenwirken nicht verstehen, wenn wir das organische Gewebe der untrennbaren Energiestrukturen nicht erkennen, nicht erfühlen und nicht begreifen, daß letzten Endes hinter den zahllosen Strukturveränderungen und

Energieumwandlungen eine überwältigende Kraft steht, die das ganze Universum in der Hand hält und uns Einzelwesen im wahrsten Sinne des Wortes be-geistert und unserem Leben Ziel und Richtung gibt.

Enzyme

Enzyme bilden eine Gruppe hochwertiger Funktionsstoffe. Sie setzen sich aus zwei Teilen zusammen:

1. dem Apoenzym, das aus Eiweiß besteht, und
2. dem Coenzym, das Vitamine und Spurenelemente enthält.

Die Zufuhr der notwendigen Energiestoffe – Eiweiß, Fette und Kohlenhydrate – allein genügt nicht. Wir wissen, daß jede lebendige Zelle als Werkzeug zur Bewältigung der Stoffwechselprozesse Enzyme benötigt. Für jeden der vielfältigen Schritte beim Auf- und Abbau der Stoffe ist ein besonderes Enzym notwendig. Jede Zelle enthält vielerlei Enzyme, deren Aufgabe es ist, die zahlreichen chemischen Prozesse in den einzelnen Körperzellen zu beschleunigen oder zu hemmen und zu regulieren. Sie ermöglichen die Energiegewinnung und den Auf- oder Abbau der Stoffe. Als schädlich erkannte Stoffe werden aufgelöst und ausgeschieden. Enzyme sind im wahrsten Sinne des Wortes die „Heinzelmännchen" im Stoffwechselgeschehen.

Es ist bekannt, daß Enzyme schon auf kleine Änderungen ihres Milieus, z. B *Temperaturanstieg* von 25 auf 50 °C, empfindlich reagieren und dabei ihre Aktivität verlieren. Höhere Temperaturen können genauso wie Gifte oder überdosierte Medikamente die Stoffwechsel- und Lebensprozesse durch die Enzymhemmung so stark schädigen, daß eine Wiederherstellung der normalen Funktion nicht mehr möglich ist.

Ich muß in diesem Zusammenhang auch darauf aufmerksam machen, daß durch die *Pasteurisierung unserer Trinkmilch* wertvolle Enzyme zerstört werden, d. h., daß pasteurisierte Milch als vollwertiges Nahrungsmittel in bezug auf die Enzyme schlechter geeignet ist als Rohmilch. Man könnte mit Prof. Kollath sagen: „Der Mensch ist das einzige Lebewesen, das seine Nahrung zerstört, bevor er sie ißt."

*Enzyme, die Lebensgrundlage jeder lebenden Zelle, sterben bei 54°
Celsius ab!*

Um die große Bedeutung der Enzyme für den Organismus wirklich erfassen zu können, sollten wir uns einmal vor Augen halten,
was geschieht, wenn die Enzyme total blockiert werden.

– Ohne Enzyme müßten wir vor reichgefüllten Tellern verhun-
gern.
– Ohne Enzyme fände keine Abfuhr der Abbauprodukte statt.
– Ohne Enzyme überfielen uns schutzlos Krankheitserreger.
– Ohne Enzyme funktionierte die Sauerstoffaufnahme nicht.
– Ohne Enzyme würden wir bei Verletzungen verbluten.

Es gibt keine Lebensprozesse, bei denen Enzyme keine Rolle
spielen. Es gibt keine Lebewesen, die nicht der Enzyme bedürfen.
Leben ist das geregelte Zusammenwirken aller Lebensvorgänge, die
von den Enzymen gesteuert und ermöglicht werden.

Woher bekommen wir nun die vielen nötigen Enzyme?
Ein *gesunder Organismus* produziert viele Enzyme selbst. Bei sehr
vielen Menschen finden wir aber nur eine schwache Enzymproduk-
tion. Ursächlich daran beteiligt ist die Ernährung, die fast ausschließlich aus Kochkost besteht, sowie auch zahlreiche Umweltgifte und
Medikamente (besonders Chemotherapeutika). Außerdem muß man
bedenken, daß auch die vielen chemischen Pflanzenschutzmittel eine ernsthafte Gefahr für unsere pflanzlichen Nahrungsmittel darstellen.

Wer sich das alles vor Augen hält, muß erkennen, daß wir dabei
sind, unsere eigenen Existenzgrundlagen durch die Vergiftung von
Luft, Wasser und Erde und damit für gesunde Nahrungsmittel zu
vernichten. Es ist fast unglaublich, daß wir durch die Betrachtung
nur eines Teilgebietes der Ernährung zwangsläufig schon zu Erkenntnissen gelangen, die unsere Lebens- und Ernährungsweise
grundlegend verändern können.

Wenn schon in unserem Körper die Eigenproduktion an Enzymen gehemmt oder gar geschädigt ist, sind wir um so mehr auf die
nahrungseigenen Enzyme angewiesen. Bei bereits bestehender Enzymschwäche und damit Schädigung und Beeinträchtigung des Stoffwechsels sollte man als ersten heilsamen Schritt wenigstens die nahrungseigenen Enzyme schonen und nicht durch Erhitzung, Kochen,

Braten und Backen abtöten. Damit lähmen wir die Verdauungsarbeit im Magen-Darm-Kanal und erschweren zugleich den Zellstoffwechsel. Nur wohlvorbereitete Nahrung kann die Darmwand passieren, um ins Blut zu gelangen.

In der Praxis heißt das aber, daß *Frischkost* (Rohkost) in Form von Obst, Gemüse und Salat als Enzymlieferant unbedingt erforderlich ist. Rohkost muß bei Enzymschwäche als diätetische Maßnahme mindestens 50%, in der späteren normalen Dauerkost mindestens 30% der gesamten Tageskost ausmachen.

Es ist heute ganz klar, daß die natürliche Immunität in hohem Maße von den diätetischen Eigenschaften der Nahrung abhängig ist. Seit 1895, als der Schweizer Arzt Dr. Bircher-Benner zum ersten Mal in seiner Praxis die Rohkost als Heilmittel anwandte, hat sich langsam die Erkenntnis durchgesetzt, daß mindestens die Hälfte aller Krankheiten durch falsche Ernährung entsteht und folglich die Hälfte aller Krankheiten durch richtige Ernährung geheilt werden kann.

> „Zwischen der Rohkost und der gekochten Kost ist der
> gleiche Unterschied wie zwischen einem lebenden und
> einem toten Hund! Für den Anatomen und für den
> Chemiker ist da kein erheblicher Unterschied, wohl aber
> für das Leben."
>
> Dr. Lottermoser

2.4 Faserstoffe (Ballaststoffe): unentbehrlich für den Darm

Eine ganz andere, aber wesentliche Rolle spielen die Faserstoffe (Zellulose oder pflanzliche Faser), welche lange Zeit als Verunreinigung bezeichnet und deshalb weitgehend entfernt wurden. Während bei Fetten, Kohlenhydraten und Eiweißen neben einigen speziellen Eigenschaften vor allem das *Übermaß* den krankmachenden Faktor darstellt, ist es bei der Pflanzenfaser in erster Linie ihr *Mangel* in der Ernährung der Wohlstandsländer. Dieser kommt zustande, weil viele der an Kohlenhydraten reichen Nährmittel nur in „gereinigter", das heißt von Faserstoffen befreiter Form verzehrt werden (z. B. Weißmehl statt Vollkornmehl und Weißzucker statt süßer Früchte, geschältes Obst statt ungeschältem und zuwenig Gemüse und Salate).

Unter den Begriff der Faserstoffe fällt eine ganze Reihe von Stoffen, die den Pflanzen meist als Gerüst- oder Quellstoffe dienen, die aber auch an dem Pflanzenstoffwechsel beteiligt sind. Dazu gehören Zellulose und Hemizellulose, Lignin und Pektin, Pflanzenschleim und Pflanzengummis sowie Wachse und Polysaccharide. Sie werden im menschlichen Darm nicht oder nur teilweise abgebaut, üben aber auf das Verdauungssystem wichtige Wirkungen aus, indem sie

– zu intensiverem Kauen der Nahrung zwingen,
– eine gute Einspeichelung erfordern,
– durch ihr großes Quellvermögen zu stärkerer Magen- und Darmfüllung führen und somit auch
– ein schnelleres Sättigungsgefühl bewirken.

Das große Quellvermögen und die Volumenzunahme des Speisebreis hat vermehrte Dehnungsreize auf die Darmwand und damit auch eine Aktivierung der Darmfunktion und eine regelmäßige Entleerung zur Folge.

Die Pflanzenfasern stellen also einen unbedingt notwendigen Ballaststoff dar, dessen Fehlen an der Entwicklung einer ganzen Reihe von *Stoffwechsel- und Darmerkrankungen* beteiligt ist, nämlich Übergewicht, Zuckerkrankheit, Gallensteine, Herzkranzgefäßerkrankung, Stuhlträgheit, Darmdivertikulose, Blinddarmentzündung, Dickdarmkrebs und Arteriosklerose.

Es muß daher unser Ziel sein, die Pflanzenfasern wieder voll in unsere Ernährung zu integrieren, was ohne Schwierigkeiten durch Verzehr von Vollkornprodukten, reichlich Obst (möglichst mit Schale), Backpflaumen und getrockneten Feigen, Beerenfrüchten, Gemüsen und Salaten, vor allem grünen Bohnen, Erbsen, Weißkohl, Möhren, roten Beeten, Spinat, Tomaten, bei Stuhlträgheit auch durch tägliche Zugabe von 3 Eßl. Weizenkleie und Leinsamen möglich ist (nähere Ausführungen siehe unter Darmerkrankungen und Ernährung).

Wenn man zu der Auffassung kommt, daß die beste Ernährung nur mit ganzheitlichen, naturbelassenen Lebensmitteln durchzuführen ist, sind die *lacto-vegetabile* und die *vegane Vollwertkost* die besten Beispiele dafür, weil so dem Körper ausreichende Mengen an Ballaststoffen zugeführt werden.

Wer viel frisches, rohes Obst und Gemüse zu sich nimmt, ist dem Fleischesser überlegen.

2.5 Frischkost (Rohkost): Enzymlieferant, der belebt und heilt

Ich habe als Überschrift zu diesem kleinen Abschnitt den Ausdruck Frischkost anstelle von Rohkost gewählt, weil ich finde, daß es die Sache besser beschreibt. Frischkost, der Frische wegen? Nicht nur! Selbstverständlich ist Frischkost dasselbe wie Rohkost. Aber Frischkost hört sich lebendiger an, man könnte deshalb auch von *lebendiger Kost* im Gegensatz zu *toter Kost* sprechen.

Ernähren wir uns denn von toter Kost? Nehmen Sie doch einmal zwei frische Kartoffeln aus dem Garten. Kochen Sie eine mit der Schale als „Pellkartoffel". Danach legen sie die frische, ungekochte und die gekochte Kartoffel auf das Küchenfensterbrett. Nach einigen Tagen findet man auf der gekochten Kartoffel Kolonien mit Pilzen und Bakterien, während die frische Kartoffel frei davon bleibt. Das Ergebnis ist eindeutig: Die gekochte Kartoffel ist „tot", die frische „lebendig".

Zur lebendigen Kost zählen alle Früchte, Gemüse, Salate, die frischen Gewürzkräuter, die Nüsse und die Samenfrüchte. Es ist wohl auch berechtigt, die frische Vollmilch der lebendigen Kost zuzurechnen.

Wir wollen nicht verkennen, daß die Verwendung des Kochtopfes in der Küche nicht nur Schaden, sondern auch Vorteile mit sich brachte. Eine ganze Reihe von Naturprodukten wurde durch den Kochvorgang für die menschliche Ernährung erst verwendbar, wodurch eine ungeheure Verbreiterung der Ernährungsbasis eintrat. Das Kochen erleichtert dem Darm das Aufschließen des Nahrungsmittels und nimmt ihm so einen Teil der Arbeit ab oder ermöglicht erst die weitere Verdauung der Nahrung. Dem Kochtopf kann ohne Zweifel eine gewisse „kulturelle" Bedeutung beigemessen werden, da er zur Erweiterung des menschlichen Lebensraumes und damit zur Entwicklung von Kulturen entscheidend beigetragen hat.

Die Übertreibung seiner Anwendung hat aber auch ebenso zweifellos zu einer Reihe von Nachteilen geführt. Die Hitzeanwendung vernichtet nämlich nicht nur die hitzeempfindlichen Vitamine, sondern, wie vor allem Prof. Kollath erforschte, auch die nahrungseigenen Enzyme und die Aromastoffe. Das aber sind Nahrungsbestandteile, die wir zur Gesunderhaltung nicht entbehren können.

Die Enzyme der lebend aufgenommenen Pflanzenkost bleiben im Darm praktisch erhalten und erfüllen besondere Aufgaben im Verdauungsvorgang. So binden zum Beispiel die sogenannten Oxidationsenzyme den Sauerstoff der Luft, der beim Essen ständig mitverschluckt wird, daß er nicht als freier Sauerstoff im Darminnern auftreten kann. So ist gewährleistet, daß die Darmbakterien ihren Stoffwechsel ohne Einwirkung von Sauerstoff durchführen können, wobei sie nur etwa 1/25 der Kalorien für ihren Eigenstoffwechsel verbrauchen wie unter Einwirkung des Sauerstoffs.

Nach eingehenden Untersuchungen kam Prof. Kollath zu der Feststellung, daß bei vorherrschender Fleischkochkost unter dem Einfluß des noch im Enddarm reichlich vorhandenen Sauerstoffs die Gallenfarbstoffe zu der bekannten braunen Farbe des Kotes oxidiert werden, während bei fehlendem Sauerstoff im Darm infolge pflanzlicher Frischkost der Stuhl eine hellgelbe Farbe annimmt. Er ließ dabei noch offen, welche Auswirkung dies auf den Menschen hat, da sie noch nicht untersucht sei, nahm jedoch als gesichert an, daß „eine sauerstoffreie Atmosphäre im Darminnern eine wesentliche Verringerung der Nahrungsaufnahme erlaubt, ohne daß der Mensch unterernährt wird". So wird eine Kost, reich an vegetarischer, frischer Nahrung zu einer schonenden und entlastenden Kost – mindestens für den Darm.

„Gesunde" Darmbakterien sind verantwortlich für die Bildung des Vitamin K, das für eine intakte Blutgerinnung unentbehrlich ist, während entartete Darmbakterien zu dieser Synthese nicht in der Lage sind. *Vitamin K ist in erster Linie in frischen Gemüsen wie Spinat, Weißkohl, Blumenkohl und Tomaten enthalten.* Werden zuwenig Vitamin K-haltige Lebensmittel gegessen, so vermögen normale Colibakterien diesen Mangel eine Zeitlang auszugleichen, während bei entarteten Darmbakterien sehr schnell ein Mangel an Vitamin K in der Leber und damit ein Verzögern der Blutgerinnung oder gar Ungerinnbarkeit des Blutes auftritt. Darüber hinaus ist bereits durch Untersuchungen von *Kollath* und *Stahl* bekannt, daß das *Vitamin K das Wachstum bestimmter Mikroorganismen im Blutstrom hemmt.* Diese Einblicke in die Zusammenhänge zwischen Nahrung, Verdauung und Blutfunktionen sind natürlich sehr unvollständig, sie deuten aber an, welch große Bedeutung der Frage „Frischkost oder Kochkost?" zukommt.

Wer den Zusammenhang zwischen Krankheit und Ernährung erkannt und die Absicht hat, von der Kochkost weitgehend auf Frischkost überzugehen, muß sich aber auch klar machen, daß der Körper Zeit braucht, diese Umstellung zu vollziehen. Der Frischkostanteil muß Schritt für Schritt vergrößert werden. Es dauert eine ganze Weile, bis die Verdauungssäfte, insbesondere die Produktion der für die Aufarbeitung wichtigen Enzyme, an die veränderte Nahrung angepaßt sind. Eßgewohnheiten von heute auf morgen total umzustellen, ist nur schwer verträglich und auch nicht sinnvoll. Das Essen soll Freude machen und keine Belastung darstellen. Mit der Zunahme des Frischkostanteils in der Tageskost verbessert sich auch das Befinden. Wer das spürt, ist dann um so mehr motiviert, sich immer stärker der Frischkost zuzuwenden.

Vor einer Reihe von Jahren sprach ich mit der sehr bekannten Pianistin Prof. Elli Ney. Sie war Vegetarierin. In einem längeren Gespräch nach einem Konzert in Düsseldorf bewunderte ich ihre große Leistung trotz ihres fortgeschrittenen Alters. Schlicht und einfach sagte sie, daß sie diese Leistungen nur durch ihre rein vegetarische Kost mit reichlich Rohkost vollbringen könne. Kochkost mache sie zu müde. Das hat mich vom Sinn und Wert der Frischkost völlig überzeugt.

Je mehr Rohkost, um so mehr Heilkraft.

2.6 Wasser: die Quelle des Lebens

Grundwasser ist die Hauptquelle der Trinkwasserversorgung und zugleich die Grundlage allen tierischen und pflanzlichen Lebens. Deshalb kommt dem Gewässerschutz auch für die *vegane Ernährung* eine große Bedeutung zu. Nur gesundes Wasser kann die für unsere Ernährung notwendigen hochwertigen Nahrungsmittel hervorbringen.

Ein großes Problem vor allem für die Landwirtschaft und die Trinkwasserversorgung ist die Belastung der Fließgewässer, der Talsperrenzuflüsse, insbesondere auch der Talsperren selbst, mit *anorganischen Nährsalzen*, z. B. Phosphaten, Pflanzenbehandlungs- und Schädlingsbekämpfungsmitteln (PBSM) sowie Halogenverbindungen (AOX) und Schwermetallen.

Durch den Gewässerschutz ist schon eine Besserung der Fließgewässer erreicht, Grundwässer sind aber vielerorts noch stark belastet. Die Abwasserreinigung muß daher noch erheblich intensiviert werden. Leider bestehen immer noch Belastungen mit persistenten (= nicht abbaubaren) *xenobiotischen organischen Verbindungen*. Es handelt sich dabei um halogenorganische Verbindungen, die in der Industrie und auch im Haushalt in erheblichen Mengen eingesetzt werden. Hinzu kommen noch die vielen *Pestizide*, die sich sowohl in Oberflächengewässern wie in Grundwässern wiederfinden.

Prof. Dr. Ing. Flinspach[42], der Vorsitzende der „Vereinigung Deutscher Grundwässerschutz" sagte auf einer Tagung 1994 im Wissenschaftszentrum Bonn, „... daß als Folge der unüberlegten, leichtsinnigen, fahrlässigen oder unverantwortlichen Kontaminierung (Be-

---

[42] Bericht über die Mitgliederversammlung der „Vereinigung Deutscher Gewässerschutz" vom 21.4.1994 im Wissenschaftszentrum Bonn

rührung) unseres Grundwassers eine *Situation geschaffen worden ist*, die uns heute entweder resignieren läßt, d.h., wir müssen uns in einem industriell und landwirtschaftlich genutzten Land eben damit abfinden, daß unsere Grundwässer verunreinigt sind, oder aber zur Beseitigung dieser Schäden aufruft, was allerdings gewaltige Kosten verursacht. Wir wollen dieses Dilemma nicht durch Kompromisse lösen, bei denen der Grundwasserschutz auf der Strecke bleibt."

Welche Folgen ergeben sich hieraus für *unsere Ernährung*? Ich fasse sie kurz zusammen:

- kein Wasser aus der Wasserleitung trinken, auch nicht zur Verdünnung von Säften verwenden,
- zur Verwendung bei der Speisenzubereitung muß das Wasser abgekocht sein,
- den täglichen Flüssigkeitsbedarf durch Früchte und Mineralwässer decken,
- nur Mineralwässer verwenden, die aus nachweislich unbelasteten Brunnen stammen.

Die Frage, ob das Trinkwasser zur Qualitätsverbesserung gefiltert werden sollte, beantwortet *Prof. Franz Daschner*[43] wie folgt: „Filter sind unnötig. Die Leute können sich ersparen, das Wasser auf diese Weise zu „verschlimmbessern", wie Stiftung Warentest diese Art der Trinkwasserbehandlung einmal charakterisiert hat. Er meinte weiterhin: „Kalkhaltiges Wasser ist gesund. Es enthält viel Kalzium. Dieses Mineral sollte für Getränke nicht herausgefiltert werden. Wenn in manchen Altbauten noch Bleirohre verlegt sind und dadurch Blei in größeren Mengen mit dem Wasser in den Körper gelangt, sind vor allem Schädigungen des Nervensystems zu befürchten. Wasser aus privaten Brunnen sollte man auf Schadstoffe, insbesondere Blei prüfen lassen."

Für den dringend notwendigen Gewässer-, insbesondere Grundwasserschutz reichen nach Prof. Dr. Flinsbach die bisherigen Maßnahmen in keinem Falle aus. Das beginnt schon mit der *Bodenversäuerung*. Grundwasserschutz muß das Anliegen jedes Bürgers sein, wenn ihm die eigene Gesundheit und die seiner Familie am Herzen liegt. Selbstverständlich ist reines, gesundes Wasser für die vegane Küche genauso wichtig wie für jede andere auch.

---

[43] Daschner, Prof. Dr. Ing. Franz, vom Institut für Umweltmedizin und Krankenhaushygiene im Freiburg

3 Ernährungsbedingte Krankheiten und Vegankost

3.1 Immunschwäche und allergische Krankheiten

Die Thematik „Immunsystem, Immunschwäche und Immunkrankheiten" ist so umfangreich, daß eine ausreichende Darstellung im Rahmen dieses Buches unmöglich ist. Ich habe mich deshalb auf die notwendigsten Informationen beschränkt. Dabei ist es mein Hauptanliegen, Verständnis für die Ernährungsform zu wecken, die geeignet ist, unser *Immunsystem anzuregen* und voll *funktionsfähig zu machen*. Ein intaktes Immunsystem ist die Voraussetzung für Gesundheit, Lebensfreude und längeres Leben.

Wenn ein Mensch krank wird, so bedeutet das meist, daß es seinem Immunsystem (= Abwehrsystem) nicht gelungen ist, die Erreger oder Schadstoffe abzufangen, unschädlich zu machen und auszuscheiden. Fast immer liegt eine *Immunschwäche* (= Abwehrschwäche) vor.

Was gehört nun zum Immunsystem? Wie funktioniert es? An der Immunisierung sind folgende Systeme beteiligt:

1. zentrale und *primäre Immunorgane*, nämlich Thymusdrüse (Kommandodrüse) und darmnahe Lymphorgane, die die T-Lymphozyten und B-Lymphozyten prägen,
2. das *Knochenmark* als Nachschubbasis für Immunzellen,
3. *sekundäre Immunorgane*, nämlich Milz, Lymphknoten, Tonsillen, Blinddarm und Dickdarm.

Außer den spezifischen, sozusagen von Mann zu Mann kämpfenden Abwehrtruppen der B- und T-Zellen, die aus den genannten Organen stammen, stehen noch *unspezifische Partner*, nämlich die Makrophagen und Granulozyten, zur Abwehr bereit. Weiterhin finden sich im Blutserum unter den Eiweißkörpern die B-Lympozyten, die wahrscheinlich im Knochenmark reifen. Ihre Aufgabe besteht darin, frei zirkulierende Antigene zu erkennen und zu binden sowie spezifische Antikörper zu produzieren. Die B-Lymphozyten sind auf ihrer Oberfläche mit Antikörpern ausgestattet, die chemisch zur Gruppe der Globuline gehören. Die Globuline sind Antikörper unterschiedlicher Struktur und werden als Immunglobuline G, M, A und E bezeichnet. Vom gesunden Körper werden diese Antikörper gegen alle Arten von Allergenen gebildet, die aus dem Hausstaub, von den Blütenpollen, Arzneimitteln oder Nahrungsmitteln kommen können. Aber auch viele Arbeitsmaterialien vermögen bei manchen Menschen als Allergene aufzutreten und allergische Reaktionen auszulösen.

Antigene sind die Auslöser von Allergien. Im Grunde sind *allergische Krankheiten* „überschießende" Reaktionen des Immunsystems. Im Normalfall bildet das Immunsystem Antikörper, die die Allergene binden und zerstören. Diesen Vorgang nennt man Immunisierung, die in manchen Fällen einen lebenslangen Schutz bewirkt. Der Vorgang der Immunisierung selbst wird als *Antigen (Schadstoff)-Antikörper (Abwehrstoff)-Reaktion* bezeichnet. In vielen Fällen tritt aber diese Immunisierung über lange Zeit nicht auf. Das ist immer dann der Fall, wenn das „schuldige" Allergen nicht erkannt wird. Praktisch gibt es ja keinen Stoff oder Krankheitserreger, gegen den die Menschen nicht allergisch reagieren können. Trotz aller Gegenmaßnahmen gegen die Vielzahl der allergisierenden Stoffe nimmt die Zahl der „Allergiker" in der Bevölkerung in der westlichen Welt ständig zu, z. B. Allergie gegen Hausstaub, Blütenpollen, Milben, Milch oder eine Reihe von Nahrungsmitteln.

Man kann letzlich nicht den Blütenstaub (Pollen) als Ursache des „Heuschnupfens" ansehen. Wir wissen eigentlich immer noch nicht genau, warum immer mehr Menschen auf die natürlichen Blütenpollen allergisch reagieren, während sie anderen Menschen gar nichts ausmachen. Immer wieder wird ein gestörtes und *geschwächtes Immunsystem* dafür verantwortlich gemacht. In der Tat ist die Immunschwäche bei vielen Menschen vorhanden. Das allein ist Grund genug, nach den Ursachen der Immunschwäche zu suchen, und zwar nicht nur in der Umwelt, sondern auch vor allem in unserer Ernährungsweise und in unseren Nahrungsmitteln.

Bekannt ist, daß bereits eine *Eiweißüberernährung* eine Störung des Eiweißstoffwechsels hervorruft. Dasselbe gilt auch für die anderen beiden Hauptenergieträger, nämlich die Fett- und Zuckerstoffe. Die Folge einer fehlerhaften Ernährung ist die *Störung der Antikörperbildung* und damit des Immunsystems.

Bei der Besprechung der *Fette* wurde bereits festgestellt, daß die lebensnotwendigen essentiellen Fettsäuren durch die Nahrung zugeführt werden müssen, weil sie vom Körper nicht aufgebaut werden können. Sie werden im Stoffwechsel umgebaut und dienen der Steuerung des Zellwachstums und der Nervenfunktionen. Ebenso wichtig sind sie für das Hormongleichgewicht und die *Immunstabilisierung* und damit die *Krankheitsabwehr*. Deshalb sollten nur hochwertige kaltgepreßte Pflanzenöle gebraucht und die Gesamtfettmenge auf ca. 35g täglich für einen Erwachsenen begrenzt werden. Die richtige Fettversorgung mit den *nötigen ungesättigten Fettsäuren* dient also auch einer guten Funktion des Immunsystems. Besonders wertvoll ist die Linolsäure, aus der unser Organismus die sehr wichtigen Prostaglandine und die Arachidonsäure aufbauen kann. Während ein normaler, das heißt mäßiger Gebrauch der rein pflanzlichen Fette der Funktionstüchtigkeit des Immunsystems dient, hat ein *unmäßiger Gebrauch, also mehr als 35g Fett täglich, eine Reihe von degenerativen Krankheiten* – von Herz-Kreislauf-Störungen bis zu einigen Krebsformen – zur Folge (siehe auch unter dem Kapitel Fett).

Ein zusätzlicher Weg, um besonders *Neurodermitiskranken* eine Hilfe zu bringen, wurde von Herrn *Prof. Dr. Demling*[44] aufgezeigt. Nach seiner Feststellung übernimmt die gesunde Darmflora die Anregung des zum Darm gehörenden Teils des Immunsystems. Die heute sehr häufigen Störungen und Schädigungen der normalen Zusammensetzung der Bakterienbesiedlung des Darmes können eine Neurodermitis auslösen. Die Erkenntnisse über die Wirkungen der Darmflora sowohl auf die Gesundheit oder Krankheit wie auch auf das Immunsystem sind sicher noch nicht ausreichend oder gar vollständig. Wir können aber heute schon sagen, daß die Stoffwechselaktivität der Darmbakterienflora (Mikroflora) sehr stark von der zugeführten Nahrung abhängt.[45] Nach Ansicht der Medizinerin *Dr. J. Menzel* ist die häufigste Ursache ein Überwuchern des Pilzes Candida albicans, weil sich dieser Pilz bei Neurodermitiskranken weitaus

---

44 Demling, Prof. Dr. Dr. L.: Löst eine Störung der Darmflora eine Neurodermitis aus?, Ärztezeitung Nr. 47 vom 11.3.1992
45 von Koerber, Männle, Leitzmann: Vollwert-Ernährung, 8. Aufl., Haug-Verlag 1994

häufiger nachweisen läßt als bei gesunden Kontrollpersonen. Sie konnte „dramatische Verbesserungen des Krankheitsbildes" nach der Gabe eines pilzhemmenden Mittels und diätetischen Maßnahmen mit anschließenden Gaben normaler Colibakterien (Präparat: Mutaflor) erzielen. Die Sanierung der Darmbakterien ist unabdingbar zur Stabilisierung und Gesundung des Immunsystems.

Auf einer Tagung der Vereinigung Rheinisch-westfälischer Kinderärzte in Münster im Jahre 1992 berichtete *Prof. Dr. E Schmid*[46] aus Düsseldorf über eine Studie an 1368 Neugeborenen aus Atopikerfamilien (Familien, in denen die wahrscheinlich genetisch bedingte Bereitschaft besteht, auf Substanzen aus der natürlichen Umwelt einschließlich Nahrungsmitteln mit allergischen Erkrankungen, insbesondere Neurodermitis, zu reagieren). Mütter, die während der Stillzeit auf Kuhmilch, Nüsse, Eier und Fisch verzichteten, boten ihren Kindern einen vielfach (signifikant) besseren Schutz vor Neurodermitis als Mütter, die zwar stillten, sich jedoch keinen Verzicht auf die genannten Nahrungsmittel auferlegten. Der Schutzeffekt von Muttermilch bei allergenarmer Nahrung blieb auch dann noch erhalten, wenn die allergenarme Ernährung im sechsten Stillmonat abgebrochen wurde.

Die Berichte sagen wohl eindeutig, welch wichtige Rolle die Ernährung bei Neurodermitis spielt. Der Zusammenhang zwischen Allergie, Immunsystem und Ernährung ist unzweifelhaft.

Einen weiteren eindrucksvollen Erfahrungsbericht über eine Ernährungsbehandlung die *Prof. Dr. E. A. Stemmann*[47] in den letzten Jahren bei zahlreichen Neurodermitiskranken durchführte, hat er in seinem hochinteressanten Buch „Neurodermitis ist heilbar" niedergelegt. Im Mittelpunkt seiner Behandlung steht ebenfalls die Ernährung. Es ist eine fast vegane Kost mit der Einschränkung, daß Prof. Stemmann 1- bis 2mal pro Woche Fleisch (Rind, Kalb, Geflügel und Fisch) erlaubt sowie etwas Sauerrahmbutter. Eier, Milch und Milchprodukte sind völlig verboten. Auch er weist auf die vielfältigen Beziehungen zwischen Allergie, Immunität und Ernährung hin.

Doch wie nimmt nun die Nahrung eigentlich Einfluß auf unser Immunsystem?

---

[46] Schmidt, Prof. Dr. E.: Durch Diät langjähriger Schutz vor Neurodermitis, Ärztezeitung Nr. 206, 1992, S. 4
[47] Stemmann, Prof. Dr. E.A.: Neurodermitis ist heilbar, Kaivos-Verlag, Peine 1987

Der *übermäßige* Verzehr von *Nahrungsmitteln mit einem höheren* Oxalsäuregehalt (Spinat, Rhabarber, Mangold, Kakaoprodukte) bildet u. a. die Ursache für eine Störung des *Säure-Basen-Gleichgewichts.* Die Oxalsäure verbindet sich bereits im Darm mit Kalzium zu Kalziumoxalat, das als solches über die Nieren ausgeschieden wird, wodurch ein Kalziumverlust entsteht. Das wiederum hat zur Folge, daß der Säure-Basen-Haushalt gestört ist. Eine hauptsächlich säurebildende Nahrung stellt immer eine starke Stoffwechselbelastung dar und kann zu einer vorzeitigen Alterung, zu Nierenfunktionsstörungen und zu einer *Verminderung der Immunreaktionen* führen.

Weitere Säurespender und -bildner sind:
Fleisch, Fisch, Geflügel, Wurst und Innereien, Quark, Käse, Eier, Getreide und Getreideprodukte, Reis, Erdnüsse, Paranüsse, Walnüsse, Pflaumen, Preiselbeeren, Butter, Öle und Sahne.

Dem stehen folgende Basenspender und -bildner gegenüber:
Obst und Obstsäfte, Gemüse und Gemüsesäfte, Kartoffeln, Feigen, Rosinen, weiße Bohnen, Gewürzkräuter, Sojaprodukte, Joghurt, Molke, Milch, basische Mineralwässer, Mandeln, Kastanien, Kokosnuß und Bierhefe.

Daß zahlreiche Stoffe, die aus der Umwelt, aber auch aus Lebensmittelzusätzen, Pestiziden und anderen Chemikalien stammen, Überempfindlichkeiten und regelrechte allergische Krankheiten auslösen können, ist weitgehend geklärt. Ebenso klar ist auch, daß das Immunsystem dabei eine erhebliche Rolle spielt. Oft steckt aber noch eine „maskierte Nahrungsmittelallergie" dahinter[48], die nur sehr schwer zu erkennen ist.

Daß zahlreiche Stoffe, die aus der Umwelt, aber auch aus Lebensmittelzusätzen, Pestiziden und anderen Chemikalien stammen, Überempfindlichkeiten und regelrechte allergische Krankheiten auslösen können, ist weitgehend geklärt. Ebenso klar ist auch, daß das Immunsystem dabei eine erhebliche Rolle spielt. Oft steckt aber noch eine „maskierte Nahrungsmittelallergie" dahinter, die nur sehr schwer zu erkennen ist.

Dazu zwei typische *Beispiele aus der Praxis* in Kurzfassung:
Das Mädchen *Kerstin, W.* (geb. 1977) wurde zunächst sechs Wochen gestillt, dann ging die Mutter langsam auf Halbmilch mit

---

[48] Praxiskurier Nr. 42/93

Sechs-Korn-Vollgetreide über. Nach einigen Wochen fingen die Probleme an.

1977 (Oktober): stationäre Behandlung wegen einer sehr starken Windeldermatitis

1977 (Dezember): Augen verschwollen, krampfen, zittern ; EEG: kein Herdbefund, angeblich fieberhafter Infekt

1978 (Dezember): doppelseitiger Tuben- und Mittelohrkatarrh mit Paukenerguß, Nasenverschleimung und mittelgroße Adenoide (Wucherungen)

1979 (Dezember): ein ausgedehntes endogenes Ekzem (von innen kommender Hautausschlag), besonders stark nach Obstsäften, gleichzeitig bestand ein „brutaler Heuschnupfen"

1980: Sinusitis (Nasennebenhöhlenkatarrh), Angina

1982 (Juni): Lungenentzündung, Angina

1984: ständig zunehmende Gelenkschmerzen bis zur Gehunfähigkeit; Schulsport nicht mehr möglich; Mutter setzte Soja (Tofu) als Fleischersatz ein, um die Rheumaschmerzen zu bekämpfen; weitere Verschlimmerung

1985 (Juni) Allergen-Diagnostik in Konstanz wegen rezidivierender Konjunktivitis und Rhinitis (immer wiederkehrende Augenschleimhautentzündung und Schnupfen); Testung auf spezielle Allergene; Ergebnis: Allergie auf bestimmte Pollen, Gräser und Tierhaare; Behandlung: Hyposensibilisierung von 1985–1988 – ohne Erfolg

1986: Röntgenuntersuchung: nur geringe Chondropathie (Knorpelveränderung)

1988: zwei Wochen Rheumakinderklinik; sollte dort ein Vierteljahr bleiben und auf Gold eingestellt werden, Eltern und Kind lehnten ab

1991: Lebensmittel-Allergietest bei Prof. Dr. Baerlocher, Kinderklinik, St. Gallen, Schweiz; Ergebnis: hochgradige Allergie auf alle Brotgetreide und Buchweizen, geringer gegen Soja; keine Allergie auf Kuhmilch, Eier und andere Tierprodukte

In den Jahren von 1977–1991 wurden immer wieder stark wirkende Chemotherapeutika, darunter viele Antibiotika und Rheumamittel verordnet. Weder die Rheumamittel noch eine anschließende Enzymtherapie brachten den erwünschten Erfolg. Prof. Baerlocher ließ alle Getreide- und Sojakost sowie Buchweizen radikal absetzen, auch alle Nährmittel, die Getreideprodukte enthielten. Erlaubt waren: Kartoffeln, Reis, Mais, Hirse, Kastanien, Frischkost und Gemüse. Alle Tierprodukte blieben im Speiseplan. Diese Kost wurde

9 Monate konsequent durchgehalten. Eine Besserung des Zustandes trat bereits nach wenigen Wochen ein und nahm ständig zu. Kerstin konnte nach 3 Monaten wieder am Sportunterricht teilnehmen. Sie ist heute vollständig gesund, braucht keine Medikamente mehr und kann in Maßen wieder alles ohne Beschwerden essen.

Es ist interessant, anhand der Krankengeschichte von 1977–1991 (14 Jahre lang) in der Rückschau zu sehen, wie sich von den ersten Monaten an ein – mal mehr, mal weniger – starker entzündlicher Prozeß abgespielt hat, der sich in den verschiedensten Geweben manifestierte, beginnend mit Haut, Augen, Ohren, Nase, Rachen, wiederum Haut, dann Nasenschleimhaut, wiederum Augen, Nase, Atmungsorgane und schließlich Gelenke mit ständig zunehmenden Beschwerden ohne jeden Knochenbefund. Im nachhinein kann man wohl sagen, daß es ein *langjähriges, allergisches Geschehen* war, das nach Ausschaltung der 1991 erkannten Allergene langsam, aber komplett ausheilte und bis heute, vier Jahre nach der Kostumstellung, nicht mehr aufgetreten ist.

Der Fall zeigt, daß man oft ein ganzes diagnostisches Programm durchmachen muß, um die oder den Übeltäter zu finden. Solange die Allergene, welche die jeweilige allergische Erkrankung auslösen, nicht gefunden sind, wird eine Besserung oder gar Heilung nicht einsetzen. Alle bekanntgewordenen Allergene, ganz gleich welcher Herkunft (tierischer oder pflanzlicher Art) müssen dann konsequent ausgeschaltet werden.

Marc-Simon W. (geb. 1981) wurde insgesamt 6 Monate gestillt. Innerhalb der ersten 4 Monate traten ständig stärker werdende Durchfälle auf mit Blut und Schleim im Stuhl. Das Kind blieb untergewichtig und zeigte kein Wachstum. Nach 4 Monaten stellte die Mutter auf Anraten des Kinderarztes ihre eigene Ernährung auf milcheiweißfreie Kost um. Marc-Simon wurde weiterhin voll gestillt und bekam ab dem 5. Monat Sojababynahrung zugefüttert. Alles wurde jetzt gut vertragen, das Kind nahm zu, der Durchfall war weg, und das Wachstum verlief normal. Im 7. Monat stillte die Mutter ab. Das Kind bekam nun Sojakost und keinerlei Kuhmilchnahrung bis zum Ende des ersten Lebensjahres. Dann erfolgte langsam die Umstellung auf Normalkost mit Kuhmilch. Heute ist Marc-Simon 13 Jahre alt, ißt alles und erfreut sich bester Gesundheit. Marc-Simon stammt aus derselben Familie wie Kerstin.

Die beiden Beispiele zeigen:

1. In der gleichen Familie können völlig verschiedene Allergene allergische Reaktionen auslösen.
2. Bei Kerstin trat die Allergie nach pflanzlichen Nahrungsmitteln (hauptsächlich Getreide), bei Marc-Simon nach Kuhmilch als tierisches Nahrungsmittel auf.
3. Bei Kerstin wurde die Getreideallergie erst nach einem langen Krankheitsgeschehen, bei Marc-Simon bereits im Säuglingsalter entdeckt und entsprechend behandelt.
4. Bei Kerstin spielte die Ernährung der Mutter (ob pflanzliche oder tierische Nahrungsmittel) wahrscheinlich keine Rolle. Bei Marc-Simon war die mütterliche Ernährung entscheidend.
5. Bei Kerstin wäre eine Umstellung z. B. auf Vegankost ein großer Fehler gewesen. (Ein Versuch wurde gemacht und scheiterte.) Bei Marc-Simon war das Auslassen der Kuhmilch und Milchprodukte der entscheidende Heilfaktor.

Wohl am meisten verbreitet unter den Nahrungsmittelallergien ist die *Kuhmilchallergie*. Jedoch ergab eine amerikanische Studie laut Prof. Baerlocher, Kinderarzt und Allergologe, daß von 100 Kindern, die auf Kuhmilch allergisch reagierten, 40 Kinder gleichzeitig eine *Sojaallergie* hatten oder entwickelten.

In Verbindung mit einer *Hülsenfrüchteallergie* unter Einschluß von Soja besteht häufig auch eine Allergie gegen Apfel, Aprikose, Sellerie und Birkenpollen. Nicht selten sind auch *Getreideallergien*. Die Zoeliakie ist hier die klassische und zugleich schwerste Form. Sie kommt unter 2.000 Kindern einmal vor.

Nicht vergessen darf man, daß es auch *Allergien gegen Kalb-, Rind- und Schweinefleisch* gibt, seltener auch gegen Lamm und Truthahn.

Die *Lebensmittelallergien* sind dadurch gekennzeichnet, daß sich das *Immunglobulin E* (ein Bluteiweißfaktor, der zum Immunsystem gehört) bildet. Wenn also im Blutserum eines Patienten eine Erhöhung des Immunglobulins E festzustellen ist, besteht immer zunächst der Verdacht auf eine allergische Erkrankung. Ein *Allergiker* ist ein Mensch, der eine anscheinend genetisch bedingte Reaktionsbereitschaft hat, auf Substanzen aus der Umwelt oder aus den Nahrungsmitteln eine Überempfindlichkeit zu entwickeln. Durch verschiedene Tests lassen sich die Allergene meist dingfest machen, so daß man sie auch konsequent ausschalten kann. Eine solche Reaktionsbereitschaft ist nach Prof. Stemmann bei 10% der Bevölkerung anzutreffen.

Bei einer Tagung der süddeutschen Kinderärzte in Bad Lippspringe[49] wurden 52 Patienten durch das diagnostische Programm geschleust. Das Ergebnis war: Kinder zwischen 3 und 7 Jahren waren vor allem gegen Hühnerei und Kuhmilch sensibilisiert. Die 12- bis 17jährigen reagierten vorwiegend auf Haselnüsse und Spinat. Jugendliche reagierten auf Obst und Gemüse und fast durchweg auch auf Birkenpollen.

Es ist sicher sinnvoll zu erwähnen, daß es außer einer *Milchzucker-Unverträglichkeit* auch eine *Fruchtzucker-Unverträglichkeit* gibt. Sie ist erbbedingt und kommt nur in jeweils einem Fall auf 20.000 Einwohner vor. Meist bleibt die angeborene Stoffwechselkrankheit bis ins Erwachsenenalter unerkannt. Werden aber aus irgendeinem Grunde fruchtzucker- oder sorbithaltige Infusionen gegeben, können lebensgefährliche Zustände auftreten. Derartige Lösungen werden daher in vielen Kliniken nicht mehr verwendet.

Wenn im Kleinkindalter bereits die Aufnahme süßer bzw. gesüßter Nahrung verweigert und Obst oder gesüßte Nahrung gemieden wird, sollte man sehr aufmerksam sein. Treten außerdem regelmäßige krampfartige Bauchschmerzen auf, muß man an eine *Fruktose-Unverträglichkeit* denken. Es sollte dann eine Testung auf Fruktoseintoleranz durchgeführt werden. Nach Dr. U. Rosien[50] findet man bei der überwiegenden Zahl der Patienten mit hereditärer (erblich bedingter) Fruktoseintoleranz ein vollständig kariesfreies Gebiß, wahrscheinlich infolge der Meidung süßer Speisen.

Die Konsequenz daraus ist natürlich, alle festgestellten Allergene und Unverträglichkeiten, ganz gleich welcher Herkunft, nach Möglichkeit auszuschalten, das heißt, soweit Nahrungsmittelallergene im Spiel sind, *eine Ernährungsform zu finden*, die allergenarm oder allergenfrei ist und zugleich das Immunsystem normalisiert und stabilisiert. Wie das Fallbeispiel des Mädchens Kerstin W. zeigt, kann die allergische Erkrankung auch von Vegetabilien, insbesondere auch von Getreidearten und Hülsenfrüchten ausgehen.

---

49 Bericht über die Tagung der Süddt. Kinderärzte in Bad Lippspringe in „Praxiskurier" 42/83
50 Rosien, Dr. U.: Med. Klinik und Poliklinik, Universitätsklinikum Essen, Medizin. Klinik 1993, Nr. 9, S. 553-594

Nach aller Erfahrung und der heutigen wissenschaftlichen Erkenntnis sollte die im Einzelfall zu wählende Kostform einigen wichtigen Grundsätzen entsprechen. Sie muß aber von Fall zu Fall angepaßt werden. Vor jeder Vorschrift oder Grundsätzlichkeit muß der einzelne Mensch Vorrang haben und nicht eine starre Regel.

Wenn man nach all den mitgeteilten Beobachtungen, Erfahrungen, wissenschaftlichen Feststellungen und Ergebnissen entscheiden soll, welche Kostform bei allergischen Erkrankungen die einzig „richtige" ist, fällt diese Entscheidung nicht leicht. Die *ovo-lacto-vegetabile Kostform* vermag den Körper mit allen notwendigen Energie- und Funktionsstoffen zu versorgen, solange nicht eine Allergie gegen eine der Nahrungsmittelgruppen oder gegen einzelne spezielle Nahrungsmittel wie Eier oder Milch besteht. In diesen Fällen müssen die allergisierenden Nahrungsmittel für eine längere Zeit (1–2 Jahre) ausgeschaltet werden, ganz gleich, welche Kostform bevorzugt wurde.

Das gilt im besonderem Maße auch für die *vegane Kostform*, besonders dann, wenn eine Allergie gegen die Getreidearten besteht, zumal die vegane Kost einen hohen Verbrauch von Getreideprodukten verlangt. Bei der Allergietestung sollte man den Test auf Soja nicht vergessen, weil Veganer vorzugsweise Sojabohnen und Sojaprodukte als pflanzliche Eiweißlieferanten brauchen. Die vegane Kost kann bei negativen Allergietests (also keine Allergene auf Vegetabilien nachzuweisen) eine durchaus vorteilhafte Kostform sein, wenn man ihre Vorteile und Schwachstellen kennt und über die Kombinationsmöglichkeiten besonders der verschiedenen Eiweißlieferanten voll informiert ist (siehe auch die Besprechung der veganen Kost in Teil 1 dieses Buches).

Wer sich für die Umstellung auf vegane Kost entschließt, benötigt dafür Zeit, damit sich der Darm mit seinen Bakterien und Enzymen auf die Kost einstellen kann. Ein schneller Wechsel von einem Tag zum andern führt häufig zu Durchfall. Die Nahrungsmittel, die als Allergene erkannt sind, müssen natürlich sofort und vollständig ausgeschaltet werden.

Zusammenfassung

– Zuerst sollten Sie testen lassen, ob eine Allergie auf verschiedene Nahrungsmittel, auch pflanzlicher Art, vorliegt.

– Alle Nahrungsmittel mit positivem Testergebnis müssen bei der nun folgenden Heilkost ausgeschaltet werden.
– Wenn die Nahrungszusammenstellung in ihrer Vollwertigkeit auch ohne Tierprodukte möglich ist, sollten diese für die Dauer der Heilkost ebenfalls ausgeschaltet werden.
– Außerdem sollten Sie Ihre Säure-Basen-Reaktion prüfen. Dies geschieht mit Teststreifen (erhältlich in der Apotheke), die kurz in den frischen Urin gehalten werden. Anhand einer Skala können Sie ablesen, welchen pH-Wert Ihr Urin hat.

pH-Wert von 7 = neutral
pH-Wert unter 7 = sauer
pH-Wert über 7 = basisch

Testen Sie mindestens eine Woche lang tagsüber alle 2–3 Stunden. Schreiben Sie die Ergebnisse auf. Jeweils am Abend können sie dann den Verlauf Ihrer Säure-Basen-Flut feststellen. Eine *intakte Kurve* beginnt morgens im sauren Bereich, steigt nach dem Frühstück in den basischen Bereich, sinkt bis Mittag wieder ins Saure und steigt dann wieder an. Über Nacht sinkt sie wieder ab. Eine Kurve, die sich hauptsächlich im sauren Bereich bewegt, deutet ebenso auf Stoffwechselstörungen hin wie eine Kurve hauptsächlich im Basen- oder Neutralbereich.

– Alle Nahrungsmittel sollten so natürlich wie möglich belassen werden.
– Evtl. auftretende Mängel sind durch Nahrungsergänzungsstoffe auszugleichen. Bei rein veganer Ernährung muß auf jeden Fall Vitamin B12 und Vitamin D3 zugeführt werden, weil diese Vitamine in wirksamer Form – soweit bis heute bekannt – nur in tierischen Produkten vorkommen. Sie sind aber für den menschlichen Organismus unbedingt erforderlich. Das in pflanzlichen Nahrungsmitteln vorkommende Vitamin B12 ist leider dem allein wirksamen Vitamin B12 (Cobalamin) nur ähnlich, hat aber nicht dessen Wirksamkeit.
– Auf Kalzium-, Vitamin C- und Eisenzufuhr ist bei veganer Kost besonders zu achten.
– 30–50% Rohkost sollten zum täglichen Speiseplan gehören.
– Mit viel Bewegung an der frischen Luft tonisieren Sie ebenfalls das Imunsystem.

3.2 Krebs

Hat *Krebs* überhaupt etwas mit *Ernährung* zu tun?
Wenn wir diese Frage verneinen müßten, wäre dieses Kapitel überflüssig. Wenn sie aber zu bejahen ist, sollten wir unser Augenmerk sehr intensiv auf diesen Zusammenhang richten.

Jährlich erkranken ungefähr 330.000 Menschen an Krebs. Etwa 75–80% der Krebserkrankungen werden durch unsere hochzivilisierte Lebensweise, zahlreiche Umweltfaktoren, krebsauslösende Stoffe in der Luft, im Trinkwasser, in Pflanzen und Tieren aller Art verursacht. Die speziell ernährungsbedingten Krebsauslöser werden heute mit 40–60% beziffert. Diese Fakten lassen uns nicht nur aufhorchen, sie sind vielmehr erschreckend und erfordern breitgefächerte Abwehrmaßnahmen.

Worin können diese Abwehrmaßnahmen bestehen?
Die sogenannte Schulmedizin setzt meistens die nachstehend genannten drei Therapiemethoden einzeln oder in Kombination ein, nämlich

1. Operationen, die oft unumgänglich sind,
2. Bestrahlungen, deren Einsatz sehr gut überlegt sein will,
3. Chemotherapie, zu der noch einiges zu sagen ist.

Diese Behandlungsmöglichkeiten haben ihre begrenzten Erfolge. Echte Heilungen sind aber damit selten zu erreichen.

Zunächst aber einige Tatsachen und Bewertungen zu den bis heute fast ausschließlich gültigen, konventionellen, aggressiven Methoden der Krebstherapie. Folgende Aussagen stammen von *Patrick Quillin*, Chairmen (Vorsitzender) der „Cancer Treatment Research Foundation" (Krebsbehandlungs-Forschungs-Stiftung).[51] Er sagt: „Wir sind dabei, den Krieg gegen den Krebs zu verlieren." Die altersangepaßte Morbidität von Krebserkrankungen steigt in den Industrienationen ständig an. Auch die Überlebenszeit nach Diagnose hat sich seit den 50er Jahren nicht verlängert. Berücksichtigt man, daß heute dank verbesserter therapeutischer Verfahren eine Diagnose früher gestellt werden kann, ist die Überlebenszeit gleich geblieben trotz intensiver Weiterentwicklung der Strahlentherapie und der Neuentwicklung zahlreicher Zytostatika.

Den Stand der Chemotherapie hat *Dr. med. Jochen Aumülller*[52] mit folgenden Worten knapp und klar zum Ausdruck gebracht: „Eine ausgeklügelte Chemotherapie vermag, ergänzend eingesetzt, die Überlebenschancen bei einer Reihe von Krebsformen zu verbessern. Die Waffe der zytostatischen Therapie ist freilich nicht so leicht zu handhaben wie die der Antibiotika und Diuretika. Sie ist vielmehr im höchsten Maße risikobelastet und erweist sich erst in der Hand eines Spezialisten segensreich."

In den letzten Jahren melden sich immer mehr Stimmen zu Wort, die der *Ernährung* eine große, wenn nicht sogar die entscheidende Rolle in der Krebsbekämpfung zumessen. Das gilt sowohl für die Krebsverhütung und -hemmung wie auch für die Krebsbildung und Wachstumsförderung. Ein Zusammenhang zwischen der täglichen Kost und der Krebsbildung und -förderung wurde lange Zeit generell abgestritten. Als ich im Jahre 1976 mein Buch „Kampf dem Krebs mit Diät" veröffentlichte, blieb es in Fachkreisen weitgehend unbeachtet. Patienten, die einen Schulmediziner fragten, welche Diät sie denn einhalten müßten, bekamen meist ganz kurz die Antwort: „Eine Krebsdiät kennen wir nicht, essen sie, was ihnen schmeckt, leben sie ganz normal."

Diese Aussage ist heute sicher nicht mehr zu vertreten. Die von mir in dem zitierten Buch ausgesprochenen Feststellungen könnten nach heutiger Sicht besser unter dem Titel „Kampf dem Krebs mit optimierter gesunder Ernährung" erscheinen. Das heute sehr unbeliebte Wort „Diät" wäre dann entschärft. Unserer heutigen, nicht gesunden, aber als normal angesehenen volkstümlichen Ernährung würde die ausgewogene, normalkalorische, vegetarische Kostform als „die gesunde, moderne und alternative" Ernährung gegenübergestellt.

---

51 Quillin, P.: Mineraloscop, Aktuell 94, G.N. PHARM, Arzneimitelgesellschaft GmbH, Abtg. Presse
52 Aumüller, Dr. med. J., Chefredakteur der „Ärztlichen Praxis", XXVIII, Nr. 19

Es waren immer nur wenige bedeutende Ärtzte, die sich eindeutig für eine Diät in der Krebsvorbeugung und -behandlung einsetzten. Einer von ihnen war und ist immer noch der bekannte Arzt und Wisssenschaftler Dr. *Hans A. Nieper*. Nach klinischer und praktischer Tätigkeit in Hannover ging er von 1955–1956 in das Krebsforschungslabor von Prof. Druckrey nach Freiburg, das er mit der Erkenntnis verließ, daß die auch heute immer noch praktizierte Krebsbehandlung mit giftigen krebshemmenden Mitteln eine Fehlentwicklung sei. So schrieb er in seinem im Jahre 1982 erschienenen Buch „Revolution in Technik, Medizin, Gesellschaft": „In Wirklichkeit ist die Diät in der Krebsvorbeugung und der Krebsbehandlung sehr bedeutsam."

Durch zahlreiche tierexperimentelle, klinische und epidemiologische Studien ist gesichert, daß zur Vorbeugung, Wachstumshemmung und eventuellen Heilung von Krebs folgende *Voraussetzungen* gegeben sein sollten:

1. eine Gesamtenergiemenge von ca. 2.000 Kalorien pro Tag. Davon
   – 10% = 200 Kalorien = 50g rein pflanzliches *Eiweiß*,
   – 15% = 300 Kalorien = 33,33g rein pflanzliches *Öl oder Fett*,
   – 75% vollwertige, langsam resorbierbare *Kohlenhydrate* (jeder übermäßige Konsum von Energieträgern ist schädlich, evtl. vorhandene Allergien sind zu berücksichtigen),
2. die tägliche Vitamin C-Aufnahme von 500–1000mg zur Verhütung und höhere Dosen bei bereits bestehendem Krebs,
3. tägliche Aufnahme von Karotinoiden (Vorstufe von Vitamin A),
4. tägliche Zufuhr von *Vitamin E* (die Antikrebswirkung von Vitamin E konnte in vielen Studien belegt werden, *Kimberly Kline*),
5. mehrmals täglich *Obst und Gemüse*, damit die Versorgung mit den nötigen Mineralien, Spurenelementen, weiteren Vitaminen und Ballaststoffen gewährleistet ist,
6. ein *hochdosiertes Enzympräparat*,
7. *Vitamin D3*, das oft nicht genügend zugeführt wird, obwohl es nicht nur den Kalzium- und Phosphatstoffwechsel reguliert und damit die Knochenstruktur beeinflußt, sondern auch eine Anregung des Immunsystems bewirkt und eine krebshemmende Wirkung entfaltet (Dosierung siehe Tabelle unter dem Kapitel Vitamine).
8. Das Spurenelement *Selen* bedarf einer besonderen Erwähnung, weil dieses Element ebenfalls das Immunsystem anregt und das

Wachstum einer Reihe von Tumorarten hemmt.[53] Da aber unsere Nahrung zum großen Teil aus *verarbeiteten Produkten* mit niedrigem Mineralgehalt besteht, muß man auch bei Vegetariern und Veganern u. a. an einen *Selenmangel* denken. Damit der Selenbedarf ausreichend gedeckt ist, werden 100 Mikrogramm pro Tag benötigt, wenn keine zusätzlichen Belastungen auf den Körper einwirken. Bei starker Umweltbelastung mit Bildung von freien Radikalen (= stoffwechselschädigende, stark reaktionsfähige Atomgruppen) müssen größere Mengen zugeführt werden. Der Selenstatus wird durch Vollblut- und Blutserumspiegel-Bestimmung festgestellt.

Der bekannteste Selen-Forscher *Prof. Dr. N. Schrauzer*[54], Kalifornien, erklärte aufgrund seiner ausgedehnten Untersuchungen auf einer Arbeitstagung über Krebs am Krebsforschungsinstitut in Maryland, USA: „Ein wesentlicher Faktor bei der Krebsbehandlung ist die Aufnahme angemessener Mengen an Selen."
Hohe Selenwerte finden wir in je 100g

- *Haferflocken* (8–11,4 Mikrogramm),
- *Weizenkeimen* (110 Mikrogramm) und
- *Kokosraspeln* (810 Mikrogramm).
  (Weitere Angaben finden sich im Kapitel über die Mineralien.)

Um die Ernährung bei Krebskranken möglichst effektiv gestalten zu können, ist es wichtig, keinerlei Nahrungsmittelallergie (auch versteckte zählen dazu) zu übersehen. Es ist deshalb sehr empfehlenswert, eine Nahrungsmittelallergie-Testung durchführen zu lassen. Evtl. ist es ja falsch, die vegane oder die ovo-lacto-vegetabile Kost zu empfehlen, weil u. U. eine Unverträglichkeit oder Allergie den Heilungsprozeß sehr behindern könnte. Jeder Krebskranke, der seine Ernährung auf die vegane oder ovo-lacto-vegetabile Kost umstellen möchte, sollte Allergietests auf Milch, Ei, Fisch, Getreide und Hülsenfrüchte (vor allem Soja) durchführen lassen. Auch Tests auf Milchzucker- und Fruchtzucker-Unverträglichkeit gehören dazu. (Siehe auch das Kapitel über Immunschwächekrankheiten und Ernährung.)

---

53 Schrauzer, Prof. Dr. G.N.: Mineraloscop 94, S. 22
54 Schrauzer, Prof. Dr. G.N., in: „Bioselen, natürlicher Schutz für unser Abwehrsystem" von Hademar Bankhofer, Herbig-Verlag, München–Berlin

Hat der Krebskranke Verschiebungen im Immunglobulinspiegel

a) in Richtung Hyperergie (Übererregbarkeit) oder
b) in Richtung Anergie (fehlende Erregbarkeit)

und ist deswegen vermindert abwehrfähig (Immunschwäche), müssen die ursächlichen Nahrungsmittelallergene unbedingt ausgeschaltet und der Ernährungsplan ganz individuell zusammengestellt werden.

In diesem Fall empfehle ich zu der individuellen Kostform noch folgende notwendigen Nahrungszusätze:

- Vitamin A,
- Vitamin E ,
- Vitamin C-Komplex (z. B. Acerola Plus Lutschtaler Dr. Grandel, erhältlich im Reformhaus),
- Vitamin B-Komplex (z. B. Vitamin B-Komplex forte, ratiopharm),
- Vitamin D3,
- Selen (z. B. Basaselen von Granovita, erhältlich im Reformhaus, oder Protektonkapseln, erhältlich in Apotheken) und
- hochdosierte Enzyme (z. B. Wobe-Mugos, erhältlich in Apotheken).

3.3 Prostataleiden

Prostatitis (Prostataentzündung)

Wie überall im Körper, so treten auch in der Prostata zuweilen Krankheitskeime auf, die echte eitrige Entzündungen im Gewebe der Vorsteherdrüse hervorrufen können. Man unterscheidet eine akute und eine chronische Entzündung. Die chronische Prostatitis läuft in vielen Fällen fast unbemerkt ab und wird oft erst aufgedeckt, wenn die Männer wegen einer Fruchtbarkeitsstörung (Fertilitätsstörung) zur Untersuchung kommen. Meist werden keine subjektiven Beschwerden verspürt. Manchmal tritt ein lästiger Harnröhrenausfluß als einziges Zeichen auf, das auf eine chronische Prostatitis hindeutet. Männer mit chronischer Prostatitis leiden aber sehr häufig an nervlichen und psychischen Beschwerden.

Dem Urologen fällt es mit den modernen Diagnosemöglichkeiten nicht schwer, entzündliche Veränderungen der Prostata von gutartigen und bösartigen Veränderungen (Prostatahypertrophie bzw. Prostatakarzinom) abzugrenzen. Ich habe die entzündlichen Veränderungen erwähnt, weil sie oft übersehen werden und die Erkennung der gut- und bösartigen Krankheiten erschweren.

Ein Hinweis ist aber bei der Prostatitis sehr wesentlich. Tägliche Gaben von Zink als Zinkaspartat (Unizink 50) oder Zinkorotat und zwar *dreimal täglich 50mg* üben eine normalisierende Wirkung auf die Prostata aus. Die Prostata enthält normalerweise zehnmal mehr Zink als die anderen Organe. Mangel kann zu Prostataproblemen führen.[55]

In der Ernährung muß auf hochzinkhaltige Lebensmittel (z. B.

---

[55] Burgerstein, Dr. Lothar: Heilwirkung von Nährstoffen, 6. Aufl. 1991, Haug-Verlag, Heidelberg, S. 119

Weizenkeime) geachtet werden, Vitamin C-reiche Früchte sollten reichlich genossen und der Rohkostanteil möglichst hoch (bis 50%) angesetzt sein.

Während die entzündlichen Prostataerkrankungen weniger Beziehungen zu Ernährungsfragen aufweisen, sind diese sowohl bei der gutartigen Vergrößerung wie auch bei der bösartigen Krebserkrankung der Prostata um so enger.

Prostatavergrößerung (Prostatahyperplasie)

Nach ärztlichen Statistiken weisen ungefähr 30% der über vierzigjährigen Männer bereits eine Prostatavergrößerung auf. Die Urologen weisen immer wieder darauf hin, daß dieses Leiden frühzeitig in die Kontrolle des Arztes gehört, damit die sehr häufige Entartung zum Krebs erfaßt und möglichst verhindert werden kann. Diese Aufforderung wird aber nur wenig befolgt, zumal im echten Frühstadium keine oder kaum Beschwerden bestehen.

Nach Angaben von *Dr. Jean Wilson* von der Universität Texas in Dallas ist die Prostata aller über 50jährigen Männer bereits vergrößert (hypertrophiert bzw. hyperplastisch).

Die Prostata des Neugeborenen wiegt ungefähr 1g und nimmt bis zum 20. Lebensjahr bis auf 20g zu. Dann bleibt das Gewicht für die nächsten 20–30 Jahre unverändert. Nach dem 40. Lebensjahr beginnt ein *zweiter Wachstumsschub*. Bei siebzigjährigen Männern hat die Prostata meist ein Gewicht von 60g. Die Wachstumsphasen werden durch die männlichen Hodenhormone gesteuert.

Zahlreiche Untersuchungen haben deutlich gemacht, daß das männliche Hormon im Blutserum, nämlich das Plasmatestosteron, mit fortschreitendem Alter (nach dem 60. Lebensjahr) abfällt und die weiblichen Hormone (Östradiolwerte) sogar etwas ansteigen. Ein weiteres männliches Hormon, das Dihydrotestosteron, bleibt jedoch bis ins hohe Alter unverändert. Merkwürdig ist, daß trotz aller Hormonschwankungen der Prozeß des Prostatawachstums weitergeht. Wie die Drüse letzlich die hormonell gesteuerten Prozesse reguliert, ist noch nicht geklärt.

Das erneute langsame Wachstum der Prostata ab dem 40. Lebensjahr ist ebenfalls nicht sicher geklärt. Man nimmt bis jetzt an, daß ein Ungleichgewicht im Hormonhaushalt entscheidend ist.

Unabhängig von allen theoretischen Überlegungen über die Ursache oder die Ursachen des gutartigen oder bösartigen Wachstums der Prostata gibt es eine allgemein bekannte, überall vorkommende Pflanze, deren Wurzelextrakt, eine sehr gut wissenschaftlich belegte Wirkung auf die gutartige Prostatavergrößerung besitzt, nämlich den *Brennesselwurzelextrakt* (Extractum radicis urticae, als Fertigpräparat z. B. unter dem Namen Bazaton oder Urtica-plus in allen Apotheken erhältlich). Auf dem VII. Kongreß der Europäischen Gesellschaft für Urologen in Budapest wurden die Ergebnisse eingehender Untersuchungen von mehreren Wissenschaftlern dargestellt. Man kam insgesamt zu einem positiven Ergebnis, nämlich einer Verbesserung der Prostatafunktion und des hormonellen Verhaltens. Das gleiche ist auch mit Kürbiskernen oder einem Nahrungsergänzungsmittel aus Kürbiskernen, z. B. „GranoVita Naturtonikum Harnblase und Prostata" (erhältlich im Reformhaus), zu erzielen.

Eine spezielle Kostform, die in der Lage wäre, die Vergrößerung der Prostata zu verhindern, gibt es nicht. Auch alle immer wieder empfohlenen Vorsorgeuntersuchungen tragen nur dazu bei festzustellen, ob eine Vergrößerung der Prostata von einem Jahr zum anderen aufgetreten und sicher nachweisbar ist oder nicht. Da echte Vorsorge, nämlich die Verhinderung der Erkrankung, gar nicht möglich ist, besteht nur die Chance, eine frühe Vergrößerung oder eine frühe Krebsbildung zu entdecken, um sie radikal entfernen zu können und um die Weiterentwicklung zu verhindern. Ohne die *jährliche Kontrolle* wird gerade eine der gefährlichsten Krebserkrankungen zu spät entdeckt, weil sie erst Krankheitserscheinungen macht, wenn sie inoperabel ist.

Man kommt aber zu äußerst aufregenden Überlegungen, wenn man eine Reihe neuer wissenschaftlicher Untersuchungen über die Bildung des Prostatakrebses berücksichtigt. Sie zeigen nämlich ursächliche Zusammenhänge mit der Ernährung auf und lassen zugleich echte Vorbeugungs- und Heilmaßnahmen für beide Krankheitsbilder erkennen. Die folgende Besprechung wird das zeigen.

Prostatakrebs

Prostatakrebs ist weltweit die vierthäufigste Krebserkrankung der Männer. Eine Studie an 3.300 Männern weißer, schwarzer, japanischer und chinesischer Herkunft ergab, daß eine *fettreiche Ernährung* das Risiko, an Prostatakrebs zu erkranken, erhöht. Übereinstimmend wurde erklärt, daß die Gefahr von den gesättigten Fettsäuren ausgeht.[56]

An der kalifornischen Stennfort-Universtät verglich *Alice S. Wittemore* die *Speisepläne*, körperliche Aktivität und Figur von 1.655 an der Prostata erkrankter Patienten mit 1.645 gesunden Kontrollpatienten. Es ergaben sich auch in dieser Untersuchung auffällige Hinweise darauf, daß der Konsum von rotem Fleisch, Käse, Wurst und anderen Lebensmitteln mit einem hohen Gehalt an gesättigten Fettsäuren die Krebsgefahr vergrößert.[57]

In Italien wurde in einer wissenschaftlichen Untersuchung festgestellt, daß im Norden des Landes um 60% mehr Todesfälle verzeichnet werden als im Süden des Landes. Im Norden werden mehr Milch und Käseprodukte verzehrt als im Süden.[58] Man sieht hier Beziehungen zwischen Krebsbildung und Ernährung.

Wesentliche Aussagen über den Zusammenhang von Prostatakrebs und Ernährung fand ich auch bei *Prof. Dr. W. Veith*.[59] Ich zitiere stark gekürzt:

1. „Internationale Vergleichsstudien haben ergeben, daß das Auftreten von Prostata-, Brust- und Dickdarmkrebs im Zusammenhang mit einer Ernährung steht, die viel tierisches Fett in Form von fettem Fleisch, Käse, Sahne und Eiern enthält."

2. „Studien, die mit Vegetariern durchgeführt wurden, ergaben, daß unter den Ovo-lacto-Vegetariern häufiger Prostata- und Eierstockkrebs auftraten als unter den vegan lebenden Personen."

3. „Milchverzehr bewirkte ein erhöhtes Risiko für Prostatakrebs."

4. „Fleischverzehr erhöht bei Männern das relative Risiko, an koronarer Herzkrankheit, Diabetes, Dickdarm- und Prostatakrebs zu sterben."

5. „Männer, deren Gewicht sich innerhalb der 10% Grenze ihres Idealgewichtes befand, hatten das geringste Risiko, an Dickdarm-, Prostata- und Nierenkrebs zu erkranken."

---

[56] Journal of the National Cancer Institute, S. 652
[57] Zuviel Fett und Prostatakrebs, NWZ 15.5.1995
[58] Talamini, R. et al.: Fettsucht, Milch und Krebs in Italien, in: British Journal of Cancer, Vol. 53, 1986, S. 817
[59] Veith, Prof. Dr. W.J.: Ernährung neu entdecken, Wissenschaftliche Verlagsgesellschaft, Stuttgart, 2. Auflage 1996

Bei diesen Zitaten ist zu sagen, daß keine Dosierungsangaben gemacht wurden und die Zahlen auch noch nicht repräsentativ sind. Nach meiner Erfahrung ist aber die *Menge der verwendeten Nahrungsmittel* entscheidend für ihre positive oder negative Wirkung. (Siehe dazu auch Zitat Nr. 5 über das Körpergewicht.)

Es gehört schon fast zum Allgemeinwissen, daß der Verbrauch von Nahrungsmitteln tierischen Ursprungs vornehmlich in den letzten 50 Jahren ungeheuer angestiegen ist. In der gleichen Zeit nahm der Genuß vegetabiler Nahrungsmittel wie Obst, Gemüse, Salate, Nüsse und Getreideprodukte dagegen stark ab.

Inzwischen ist eine ganze Reihe von wissenschaftlichen Studien an Vegetariern und Nichtvegetariern bekannt geworden, die klar nachgewiesen haben, daß enge Beziehungen zwischen dem starken Verzehr von tierischen Produkten und Krebs bestehen. Das gilt nicht nur für das tierische Eiweiß aus Fleisch, Fisch, Eiern und Milch, sondern auch für alle Fette (Öle) mit einem fast ausschließlichen Gehalt an gesättigten wie auch einem hohen Anteil an mehrfach ungesättigten Fettsäuren. Nur *mäßige Fettmengen* (ca. 35–45g pro Tag) mit einem hohen Wert an *einfach ungesättigten Fettsäuren* vermögen eine *krebshemmende Wirkung* auszuüben.

Man muß immer wieder die Erfahrung machen, daß es oft nur eine *Dosierungsfrage* ist, ob ein Nahrungsmittel heilkräftig und bewahrend oder schädlich und schließlich krankmachend wirkt.

Die Frage, ob bei Geschwulsterkrankungen eine besondere Kostform die einzig richtige ist, läßt sich sicher nicht allgemeingültig beantworten.

Wenn man möglichst viele wissenschaftliche Ergebnisse und viele Erfahrungen der verschiedensten Menschen zusammenschaut, muß man zu der Einsicht kommen, daß eine Kost, welche

– die täglich notwendige Menge an Energie- und Funktionsstoffen vollwertig liefert,
– die möglichst einfach aber trotzdem vielseitig ist,
– die die Nahrungsmittel insbesondere von genmanipulierten Tieren und Tieren aus der Massentierhaltung meidet und
– einen hohen Anteil an Frischkost (Rohkost) zuführt (am besten 50%),

die beste Voraussetzung für den Erhalt der Gesundheit und Lebensfreude und den besten Schutz vor der Entartung der Körperzellen, das heißt, vor gutartigen und bösartigen Geschwülsten, bietet. (Siehe dazu auch die Ausführungen im Kapitel über Krebs und Ernährung.)

Es wäre unverantwortlich, wenn wir die Bildung und Heilung von Geschwulsterkrankungen nur von der Ernährung abhängig machen wollten. Es gibt noch so viele Stoffe und Einflüsse aus unserer Innen- und Umwelt, die ebenso für die Zellentartung wie für die Heilung mitbestimmend sind.

Man spricht heute vielfach von notwendigen Nahrungsergänzungen, weil viele Nahrungsmittel durch mannigfaltige Verunreinigungen, Vergiftungen und Überdüngungen vor allem mit Kunstdüngemitteln eine Einschränkung ihrer Nähr- und Heilkraft erfahren. Das gilt auch für die Ernährung bei Prostataerkrankungen, insbesondere bei Prostatakrebs. Nach meinen eigenen jahrzehntelangen Praxiserfahrungen ist ein solches Ergänzungsmittel für Prostataerkrankungen das „Naturtonicum" Harnblase und Prostata von granoVita. Es enthält außer Vitamin E nur die rein pflanzlichen Wirkstoffe Kürbiskernpulver, Blütenpollen und Sonnenhut-Extrakt (Echinacea angustifolia) und ist in allen Reformhäusern erhältlich.

3.4 Herz-Kreislauf-Erkrankungen

In immer noch zunehmendem Maße werden Leben und Gesundheit der Menschen in unserem Lande wie in den meisten Industriestaaten durch eine seuchenartige Ausbreitung der Herz- und Kreislaufkrankheiten bedroht. Sie stehen unter den natürlichen Todesursachen an der Spitze. Jeder zweite – das betrifft Männer und Frauen gleichermaßen – stirbt heute an einer Herz-Kreislauf-Erkrankung oder deren Folgen. Besonders die Sterblichkeit an akutem Herzinfarkt hat immer noch eine steigende Tendenz – in den letzten fünf Jahren von 8,6% auf 9,7% aller Verstorbenen. Mehr als die Hälfte der tödlichen Herzinfarkte tritt schon vor dem mittleren Lebensalter auf. Das muß uns zutiefst erschrecken.

Die Amerikaner haben erstmalig durch eine konsequente Bekämpfung der Risikofaktoren einen *Rückgang der Herzinfarktzahlen* pro Jahr zu verzeichnen. Die entsprechenden Untersuchungen fanden mit einer großen Anzahl von Personen in bezug auf Erkrankungs- und Bevölkerungszahl statt, so daß das Ergebnis aussagekräftig ist.

Der Schlaganfall ist die dritthäufigste Krankheit in Deutschland. Sie führt in den meisten Fällen zu lebenslanger Invalidität, falls sie nicht sofort den Tod herbeiführt. Nach Ansicht der „Deutschen Schlaganfall-Liga" könnten jedoch jährlich 120.000 Schlaganfälle vermieden werden.

Ein außerordentlich vernachlässigtes Gebiet ist bei uns die *Vorbeugung* vor den verschiedensten Gefäßschädigungen – von der kleinsten Art, z. B. der Kapillarverengung, bis zu den schweren Einengungen der größeren und großen Arterien des Körpers, die zahlreiche ernsthafte Erkrankungen zur Folge haben.

Natürlich drängt sich die Frage nach den möglichen Ursachen auf. In Fachkreisen ist man sich mehr und mehr einig darüber, daß der völlig verfehlte Lebensstil breiter Bevölkerungsgruppen in unserer modernen Industriegesellschaft die eigentliche Ursache darstellt. Das ist ein dringender Appell, unseren Lebensstil, dazu gehört vor allem auch unsere *Ernährungsweise*, radikal zu ändern.

Was muß dazu geschehen? Zunächst ist festzustellen, welche Hauptnährstoffe in welcher Menge zugeführt werden sollten. Dazu soll eine kurze Übersicht der Hauptnährstoffe dienen. Der Mengenfrage wird meist keine große Bedeutung beigemessen, sie ist aber außerordentlich wichtig. Der bei den meisten Menschen tägliche übermäßige Fleischkonsum bringt eine hohe Stoffwechselbelastung mit sich. Sie wird oft durch einen ebenfalls zu hohen Fettverzehr, besonders tierischer Herkunft, noch verstärkt. Dadurch entwickeln sich Risikofaktoren wie hoher Blutdruck, hoher Blutcholesterinwert, und es treten Veränderungen der Arterien und Kapillaren auf.

Um die zahlreichen Schäden zu verhüten, sollte, wie bereits festgestellt, die *Tagesmenge an Eiweiß* 10% der gesamten Kalorienmenge (2.000 Kalorien) nicht überschreiten. Das sind 200 Kalorien, also umgerechnet 50g Eiweiß (4 Kalorien = 1g). Außerdem sollte das Eiweiß vorwiegend pflanzlicher Natur sein, weitgehend aus Soja, Nüssen, Samen (Sonnenblumen, Sesam u. a.), Hülsenfrüchten, Getreide und Gemüsen stammen.

Nach Dr. Veith[60] haben jüngste Studien nachgewiesen, daß tierische Eiweiße den Cholesterinspiegel erhöhen, während pflanzliche Eiweiße dazu beitragen, ihn zu senken. „Offensichtlich spielt das Verhältnis von Lycin und Arginin eine signifikante Rolle bei dem Vorgang der Cholesterinsenkung" (Lycin und Arginin = Aminosäuren). Bei den pflanzlichen Eiweißen ist immer mehr Arginin vorhanden als Lysin, während bei den tierischen Eiweißen das Verhältnis umgekehrt ist.

Da aber die einzelnen pflanzlichen Eiweiße nie ein gesamtes Aminosäurenbild aufweisen, muß bei der Nahrungszubereitung darauf geachtet werden, daß verschiedene pflanzliche Eiweiße kombi-

60 Veith, Prof. Dr. W.J.: Ernährung neu entdecken, Wissenschaftliche Verlagsgesellschaft, Stuttgart, 2. Auflage 1996
Saches, Albert und Hubbard, W.: Dietary Protein Modulation of Serum Cholesterol: „The Amino Acid Connection" in dem Buch: „Absorption and Utilization of Amino Acids", CRC Press, Inc. Boca. Raton, Florida

niert werden, z. B. Soja und Hafer, Hülsenfrüchte und Reis oder Getreide.

Die *tägliche Höchstmenge an Fett und Öl* darf nur 15% der gesamten Tageskalorienmenge betragen, das sind also 300 Kalorien. Da ca. 9 Kalorien 1g Fett entsprechen, ergeben 300 Kalorien ca. 35g *Fett*. Auch Fette und Öle sollten wiederum hauptsächlich pflanzlicher Herkunft , das heißt, aus Nüssen aller Art, Ölsamen verschiedener Sorten, Soja und Früchten (Oliven, Avocados) gewonnen sein. *Öle erster Pressung* sind besonders für Salate zu bevorzugen.

Die von 2.000 Kalorien übrig bleibenden 1.500 Kalorien sollten wir in Form von *Kohlenhydraten*, d.h. aus den Getreidearten, Reis, Kartoffeln, Obst, Gemüse und Salaten, zu uns nehmen. 1.500 Kalorien entsprechen *375g Kohlenhydraten*.

Jedes einzelne Nahrungsmittel muß vollwertig sein, weil sonst die zu den Haupnährstoffen notwendigen *Ergänzungsstoffe* (Mineralien, Spurenelemente, Vitamine) nicht in ausreichender Menge zugeführt werden.

Wer den Gefahren der langsamen, unmerklichen und mit dem Alter ständig zunehmenden Verkalkung der Gefäße und ihren zahlreichen Folgekrankheiten entgehen will, muß mit allen Mitteln dafür sorgen, daß die Fließfähigkeit seines Blutes und die Durchgängigkeit der Gefäße erhalten bleiben. Es ist notwendig, die Fließfähigkeit des Blutes und die Blutcholesterinwerte mindestens einmal, gegebenenfalls auch mehrmals im Jahr kontrollieren zu lassen.

Der eindeutigste Weg, um die gesamte arterielle Blutstrombahn von den großen, vom Herzen ausgehenden Arterien bis zu den feinsten Haargefäßen (Kapillaren) vor Erstarrung, Verengung und Verkalkung zu schützen, die Eindickung des Blutes zu verhindern und den Cholesterinspiegel zu normalisieren, ist die *vegane Kost*. Sie erfüllt die erwähnten Voraussetzungen am besten, ist aber eine extreme und äußerst konsequente Kostform, die viel Wissen über die Ernährung voraussetzt. Bei bereits eindeutigen arteriellen Gefäßerkrankungen bietet sie eine ideale Möglichkeit zur Rückbildung oder auch zur Heilung. Die bereits angesprochenen Mangelfaktoren – Vitamin D3 und Vitamin B12 – müssen als Nahrungsergänzungsstoffe in der notwendigen Dosierung zugesetzt werden.

Prof. Dr. G. Schettler[61] hat zur Frage Herzinfarkt und Ernäh-

---

61 Schettler, Prof. Dr. med. G.: Fettstoffwechselstörungen, Thieme Verlag, Stuttgart, 1971

rung erklärt: „Es ist im Hinblick auf die Wichtigkeit des Infarktes als eines Problems der öffentlichen Gesundheitsfürsorge vordringlich, daß sich alle Ärzte der Ernährung ihrer Patienten annehmen."

Prof. Dr. rer. nat. Claus Leitzmann[62] weist auf klinische Befunde hin, die zeigen, daß Vegetarier weniger koronare Herzerkrankungen, Krankheiten des Verdauungstraktes, Gicht und Nierenfunktionsstörungen aufweisen. Darüber hinaus stellt er fest, daß eine vegetarische Ernährung eine bedeutsame Rolle in der Gesunderhaltung spielen kann und daß diese Ernährungsweise sehr empfehlenswert, wenn auch nicht unbedingt notwendig ist. Nach meiner eigenen Erfahrung gehört die vegetarische Kost gerade bei Herz-Kreislauf-Erkrankungen zu den hervorragendsten Vorbeugungs- und Heilmitteln.

---

[62] Leitzmann, Dr. rer. nat. Claus: Vollwert-Ernährung, Haug-Verlag, Heidelberg, 8. Aufl. 1994, S. 99

3.5 Augenerkrankungen

Es kommt nicht häufig vor, daß man im Zusammenhang mit Augenerkrankungen über Ernährungs- oder gar Heilkostfragen spricht. Aber die Augen sind nicht nur kostbare Organe unseres Organismus, sie haben auch ihren Anteil am Stoffwechsel, an der Blut- und Nervenversorgung und leisten uns unersetzliche Dienste. An jedem Tag nehmen wir mit Hilfe unserer Augen neue Eindrücke auf, erblicken wir eine Fülle von Farben und Formen, ermöglichen sie uns zahlreiche optische Erfahrungen, nicht zuletzt nehmen wir den anderen Menschen zunächst mit den Augen wahr. Deshalb sollten wir daran denken, daß es empfindliche und empfindsame Organe sind, die ebenso Ruhepausen und Pflege brauchen wie alle anderen Organe auch, eigentlich sogar in erhöhtem Maße.

Was können wir für unsere Augen tun? Täglich sind sie wechselnden Temperaturen ausgesetzt und eigentlich immer in der Gefahr, sich zu erkälten, auszukühlen oder sich zu entzünden. Es ist dann eine Wohltat für die Augen, angenehm *warme Kompressen* auf die Lider zu legen oder die hohle Hand eine Zeitlang über die geschlossenen Augen zu halten, damit sie eine gleichmäßige Durchwärmung erfahren und sich die Muskeln völlig entspannen, was eine *vermehrte Durchblutung* zur Folge hat.

Die unablässigen Augenbewegungen nach allen Richtungen, in die Nähe und Ferne und das alles mit größter Geschwindigkeit stellen eine ungeheure Leistung dar, die von Zeit zu Zeit von einer Pause unterbrochen werden sollte. Es bedeutet schon einen Ausgleich, wenn wir uns in aller Ruhe einem schönen Gegenstand zuwenden oder einer Pflanze oder unsere Augen auf einem geliebten Menschen ruhen lassen.

Leider können unsere Augen aber auch krank werden. Es gibt zahlreiche Augenkrankheiten, mit denen wir uns nur an einen Augenarzt wenden können. Wenn die offenen Augen nicht dauernd durch einen Flüssigkeitsfilm mit jedem Lidschlag feucht gehalten würden, würde das Auge austrocknen und seine Funktion verlieren. Im Augeninnern ist es das Kammerwasser, das ständig unter gleichem Druck für die Erfrischung und Regeneration der Augen sorgt. Wenn dieser Druckausgleich durch Krankheiten im Auge oder in seiner Umgebung gestört wird, zum Beispiel eine Druckerhöhung im Augeninnern auftritt, besteht große Gefahr, das Augenlicht durch Zerstörung der Netzhaut zu verlieren.

Die angesprochene Erkrankung der Augendruckerhöhung heißt *Grüner Star* (Glaukom) und mag ein Beispiel dafür sein, daß selbst bei dieser schweren Erkrankung, die wegen der Erblindungsgefahr selbstverständlich unbedingt in Kontrolle und Behandlung des Augenarztes gehört, auch die Ernährung eine nicht unwesentliche Rolle spielen kann. Da mir eigene Erfahrungen auf diesem Gebiet fehlen, möchte ich aus einem Bericht von *Dr. Ralph Bircher* zitieren, in dem es um einen Glaukomanfall bei einer 54 Jahre alten Frau geht. Wörtlich heißt es dort: „Die Behandlung ging so vor sich, daß zuerst der Darm durch mehrere Einläufe geleert wurde. Dann folgte reine Fruchtsaftdiät während einiger Tage und Übergang zu Rohkost. Später erfolgte dann der Übergang zu gesunder Vollwertkost." Die Diätbehandlung wurde durch feuchte Kopfpackungen, wechselwarme Schenkelbäder und Wadenwickel über Nacht ergänzt. Das Ergebnis: Nach 24 Stunden Besserung, die langsam weitere Fortschritte machte. Nach drei Wochen waren Blutdruck und Augeninnendruck normalisiert. Die neue Ernährungs- und Lebensweise wurde fortgesetzt. Weitere Anfälle traten nicht mehr auf.

Die gesündesten Vollwertkostformen sind im Anschluß an die erwähnten Rohkosttage die *ovo-lacto-vegetarische* und die *sorgfältig ausgewogene vegane Vollkost*, wobei Gemüse und Früchte mit hohen *Vitamin A-Gehalt* (Karotin) bei Augenleiden vorrangig eingesetzt werden müssen (siehe Tabelle im Kapitel über Vitamine). Außerdem sollte man bei Augenerkrankungen und Alterssehstörungen auch für eine ausreichende Zufuhr von *Selen* (100 Mikrogramm pro Tag) sorgen (siehe Tabelle im Kapitel über die Mineralien).

Auch der Augenarzt *Prof. Dr. med. Zabel* hat die Birchersche Ernährungstherapie bei verschiedenen Augenleiden erfolgreich angewendet, speziell beim Glaukom, bei Regenbogenhautentzündung, bei Erkrankungen der Leder-, Ader- und Hornhaut des Auges. Nach seiner Erfahrung sprechen skrophulöse, rheumatische und gichtbedingte Augenleiden auf eine Diätbehandlung besonders gut an.

Es gibt nun noch eine Netzhautveränderung, der allein mit Vitamin A nicht vorgebeugt werden kann. Hierbei handelt es sich um die sogenannte *A-Beta-Lipoproteinanämie*. Ursächlich besteht ein angeborener Defekt im Stoffwechsel, der zu Netzhautveränderungen und bei erwachsenen Kranken meist zur Blindheit führt. Mit Hilfe von *Vitamin E-Gaben in hoher Dosierung* (100mg pro kg Körpergewicht) konnten die fortschreitenden Netzhautveränderungen verhindert werden.[63] Die Behandlung muß natürlich unter ständiger augenärztlicher Kontrolle geschehen.

Als Ergebnis einer Querschnittsstudie an mehr als 2.000 Männern zeigte sich, daß alte Männer im Vergleich zu jungen Männern (Nichtraucher) niedrigere Vitamin C-Plasmakonzentrationen aufwiesen, was dafür spricht, daß der Vitamin C-Bedarf im Alter erhöht ist.[64] Nach einer Veröffentlichung des Pressedienstes Ernährung und Vitamin-Information e.V.[65] ließen Studien an Patienten mit *Grauem Star* (Katarakt) Zusammenhänge zwischen Vitamin C-Einnahme und dem Vitamin C-Gehalt im Auge erkennen. Man schloß daraus, daß zumindest ein zusätzlicher Schutz gegen die krankhaften Veränderungen (Oxidationsvorgänge), die dann zur Linsentrübung führen, erwartet werden kann.

Die vegetarischen Ernährungsformen sind wohl am ehesten in der Lage, die Vitamin C-Versorgung sicherzustellen (Vitamin C-Tabelle siehe unter dem Kapitel „Vitamine, Mineralstoffe und Spurenelemente").

Einen sehr einfachen Zusatz bilden Acerola Plus Lutschtaler von Dr. Grandel. Acerola Plus ist ein Vitamin C- und Bioflavonoid-Komplex. Ein Taler enthält 500mg natürliches Vitamin C aus den Acerola- Kirschen.

[63] Aus einem Beitrag in „Die neue Ärztliche", Nr. 132, Juli 1986
[64] Heseker, H., Schneider, R., Kübler, W.: Untersuchungen zum Vitamin C-Bedarf des älteren Menschen, VitaMinSpur, Heft 3, Sept. 1993, Hippokrates-Verlag
[65] evi, Ernährungs- und Vitamin-Information, Pressedienst vom 11.7.1988

3.6 Unterzuckerungszustände (Hypoglykämie)

Wenn man größere Mengen reinen Zuckers ißt, erfolgt sehr schnell eine Aufnahme (Resorption) ins Blut, so daß der Blutzuckerspiegel (die Blutglukose) rasch ansteigt. Der schnelle Zuckeranstieg im Blut ist ein starker Reiz für die Inselzellen der Bauchspeicheldrüse, die dann eine größere Insulinmenge ins Blut abgeben. Hört der Zuckernachschub plötzlich auf, kommt es zu einem Insulinüberschuß im Blut, der ein schnelles Absinken des Blutzuckers unter die Norm bewirkt. Die Folge ist ein Unterzuckerungszustand, eine Hypoglykämie, mit folgenden Symptomen:

- Schweißausbruch,
- Müdigkeit (Kraftlosigkeit),
- Muskelschwäche,
- Gliederzittern,
- Konzentrationsschwäche und
- Dämmerzustand (Somnolenz).

Die Hypoglykämie tritt auf

- bei starker vegetativer Labilität,
- bei ungenügender Nebennierenrindenfunktion (Nebennierenrindeninsuffizienz),
- nach Magenoperationen (Dumping-Syndrom) und
- durch Insulinüberdosis bei Zuckerkranken.

Sinkt der Blutzuckerspiegel (die Glukosekonzentration) im Blutserum unter 60mg%, besteht ein Unterzuckerungszustand (Hypoglykämie) mit der Gefahr des hypoglykämischen Schocks, der sich durch

- Schweißausbruch,
- Zittern und
- Bewußtlosigkeit

äußert. Die meisten Zuckerkranken kennen die Symptome des *chronischen hypoglykämischen Zustandes*:

- Reizbarkeit,
- Herzklopfen,
- Allgemeinschwäche und
- Kopfschmerzen.

Es gibt auch Menschen mit einer Neigung zum Auftreten leichter hypoglykämischer Zustände, die auf einer übermäßig funktionierenden Bauchspeicheldrüse, und zwar der insulinproduzierenden Zellen, beruhen. Bei allen Schweregraden hilft hier eine alsbaldige Zuckeraufnahme. Diabetiker haben dafür stets Würfelzucker bei sich. Die Wirkung tritt sehr schnell ein. Um einem erneuten Absinken des Blutzuckerspiegels vorzubeugen, ißt man etwa 1/2 Stunde später ein Käsebrot (Vollkornbrot mit Quark oder Schnittkäse). Reiner Zucker darf dann auf keinen Fall aufgenommen werden.

Eine dauerhafte Vorbeugung wird erreicht, wenn jeder reine Zucker auch in Getränken und in zubereiteteten Speisen vermieden wird. Honig ist nur sehr sparsam zu verwenden. Als Kohlenhydratquellen kommen nur Voll-Getreideprodukte, Kartoffeln, Tobinamburen und Obst in mäßigen Mengen in Frage, weil hieraus Zucker nur langsam frei wird, ohne die Bauchspeicheldrüse zu einer allzu starken Insulinabgabe anzuregen.

Die für den Tag vorgesehenen Nahrungsmengen werden am besten auf 5 Mahlzeiten (3 Haupt- und 2 kleine Zwischenmahlzeiten) verteilt, weil damit ein zu schneller Anstieg und ein rascher Abfall unter die Norm mit der Folge eines Unterzuckerungszustandes vermieden wird. Die Mahlzeiten müssen regelmäßig und möglichst immer zu den gleichen Zeiten eingenommen werden.

Als Kostform wählt man am besten die *ovo-lacto-vegetabile Kostform* mit dem Energiestoffverhältnis von 10% Eiweiß, 15–20% Fett und 70–75% langsam aufschließbaren Kohlenhydraten (nur Vollkorn-, keine Weißmehlprodukte), kein Weißzucker (abgesehen von Hypoglykämiezuständen) oder Produkte mit hohem Weißzuckergehalt.

3.7 Infektionskrankheiten

Es kann natürlich nicht Aufgabe dieses Buches sein, die große Zahl von Infektionskrankheiten zu beschreiben, die den Menschen befallen können. Für die meisten von ihnen sind – als großer Erfolg der modernen Medizin – spezielle medikamentöse Behandlungen, meist Antibiotika, entwickelt worden, die eine zuverlässige Behandlung möglich machen.

Im Laufe der Jahre haben aber immer mehr Krankheitserreger eine *Widerstandsfähigkeit gegen Antibiotika* entwickelt, so daß sie resistent gegen die Abwehrmittel sind. Die Wissenschaftler sind natürlich beunruhigt, daß die Infektionserreger die Fähigkeit entwickeln, auch immer wieder neu entwickelten Antibiotika standzuhalten und sich zu vermehren. Die gefährlichen *Enterokokken*, die häufig auch Entzündungen im Herzen verursachen, konnten bisher immer mit dem schwersten Geschütz, dem *Vancomycin*, besiegt werden. Heute sind schon 8% dieser Erregerstämme widerstandsfähig gegen das Medikament, wie aus US-Kliniken berichtet wird. Die Frage der Resistenzentwicklung der Mikroben ist auch in Europa akut. Fachleute befürchten, daß die lebensgefährlichen *Staphylokokken* ebenfalls auf Vantomycin nicht mehr reagieren. Neue Mittel sind erforderlich und auch schon in der Entwicklung.

Experten machen die übermäßige Verschreibung von Antibiotika verantwortlich für die wachsende Widerstandskraft der Bakterien. Aus den USA liegen Berichte vor, daß in diesem Jahrzehnt 57 Bakterientypen gefunden wurden, die gegen Antibiotika resistent sind. Es kommen immer noch neue hinzu.[66]

---

[66] NWZ vom 21.7.1995

Größte Aufmerksamkeit muß auch dem *Rinderwahnsinn* (BSE = Bovine spongiforme Encephalopathie) zukommen. Die Befürchtung deutscher Experten ist berechtigt, daß bei der Verarbeitung von Kadavern in Tierkörperbeseitigungsanlagen die BSE-Erreger nicht abgetötet werden und das unzulässige Verfüttern von Fleischmehl die Rinder erneut infiziert.

Bei den Infektionen spielt aber nicht nur der Krankheitserreger, sondern auch der Wirtsorganismus eine meist entscheidende Rolle. Wenn sich nämlich ein Krankheitserreger mit seinen von Erreger zu Erreger verschiedenen „Haftorganen", den sogenannten Adhäsionen, an der Zellwand eines Menschen sozusagen „festfrißt", entsteht sofort eine Kampfsituation zwischen Erreger und Mensch. Während der Erreger als Angreifer versucht, die Zellwand mit Hilfe eigener Gifte zu durchlöchern, um in die Zelle eindringen zu können, führt der Wirtsorganismus seine Abwehrmöglichkeiten ins Feld, wobei die bakterientötenden Eigenschaften der Gewebeflüssigkeit des Blutes und der weißen Blutkörperchen, vor allem die Makrophagen, Lymphozyten (Killerzellen) und Megalozyten, die größte Rolle spielen.

Der Mensch ist also einem Angriff der Krankheitserreger (Bakterien, Viren und andere) keineswegs schutzlos ausgeliefert. Falls es dem Angreifer aber trotzdem gelingt, in den Organismus einzudringen und die erste Abwehrfront zu durchbrechen, bildet der Körper sofort Abwehrstoffe, Antikörper, welche die Erreger und ihre giftigen Absonderungen (Toxine) inaktivieren, zur Verklumpung bringen und unschädlich machen oder auflösen und ausscheiden.

Man kann schon erahnen, daß es in diesem Kampf darauf ankommt, daß die *Abwehrkräfte* des betroffenen Menschen entwickelt, mobil und kampffähig sind. Und gerade dazu bedarf es einer Ernährung, die die Abwehr ganz allgemein mobilisiert und steigert. Das gilt vor allem für die häufigsten Angriffsziele der Krankheitserreger, nämlich die Haut und Schleimhäute.

Vorbeugung ist auch hier der beste Schutz. Die Möglichkeiten dazu hat jeder in seiner Hand, und sie dürften nach den Ausführungen in diesem Buch wirklich „auf der Hand liegen". Sie bestehen im Prinzip für alle Infektionskrankheiten in:

- frischen Frucht- und Gemüsesäften,
- Rohkost (30–50% der gesamten Nahrungsmenge),
- ovo-lacto, lacto-vegetarischer oder veganer vollwertiger Kost (bei Vegankost muß besonders auf Vitamin A-, Vitamin D3-, Vitamin B12-, und Kalzium-Zufuhr geachtet werden),
- regelmäßiger Körperpflege,
- Luft-, Licht- und Wasseranwendung und
- viel Bewegung.

Alle spezifischen Behandlungen bei bereits aufgetretenen Infektionen ganz gleich welcher Art gehören in die Hand eines Arztes, der es auch versteht, dabei die natürlichen Heilfaktoren zu seinen Mitstreitern zu machen.

3.8 Osteoporose

Wenn ein Knochen zuwenig Dichte, das heißt zuwenig Knochengrundsubstanz, aufweist, was man im Röntgenbild leicht feststellen kann, dann spricht man von einem porösen Knochen, fachlich von Osteoporose. Dieser Mangel an Knochensubstanz und damit an Festigkeit kommt bei Frauen wesentlich häufiger vor als bei Männern. Die Osteoporose läßt die Knochen krankhaft brüchig werden und bereitet auch häufig erhebliche Schmerzen.

Die Ursachen für eine Osteoporose sucht man in vorausgegangenen Leiden, wie

– Leber-Gallen-Erkrankungen,
– Zustand nach ausgedehnten Magenoperationen,
– Überfunktion der Schilddrüse,
– langer Ruhigstellung nach Knochenbrüchen in Gipsverbänden,
– Hormonausfall in den Wechseljahren und
– Fehlernährungen.

Beobachtungen sprechen dafür, daß insbesondere bei Frauen ein Mangel an Eierstockhormonen (Östrogenen) bei der Entwicklung der Krankheit als Mitursache in Frage kommt, zumal bei ihnen die Häufigkeit der Erkrankung nach Eintritt des Klimakteriums (Wechseljahre) zunimmt. In diesem Falle kann die Verabreichung von Östrogenpräparaten zu einer schnellen Besserung der Beschwerden führen.

Da *vegan lebende Menschen* alle tierischen Lebensmittel meiden, sind sie, insbesondere wenn sie sich wenig in der Sonne aufhalten, in Gefahr, an *Vitamin D-Mangel* zu leiden. Dies kann zu Osteomalazie (Knochenerweichung) oder Osteoporose (Knochenentkalkung) führen. Mangelhafte Besonnung kommt in unseren Breiten und bei unseren Witterungsverhältnissen sehr häufig vor. Als Ausweg bleibt dann nur noch die regelmäßige Einnahme *eines Vitamin D3-Präparates in Tablettenform*. Die Tabletten sind rezeptpflichtig und sollten nur unter ärztlicher Kontrolle eingenommen werden. Eine regelmäßige, richtig dosierte Vitamin D-Aufnahme kann Osteoporose verhindern.[67]

Jedoch ist bei der Osteoporosebehandlung mit der Einnahme von Vitamin D noch längst nicht alles getan. Einige weitere wichtige Faktoren müssen noch in Betracht gezogen werden. Mit dem besprochenen Vitamin D3 steht vor allem das *Kalzium* in einem engen Zusammenhang. Kalzium ist für die Knochenbildung dringend notwendig. Ein zu *niedriger Kalziumspiegel* im Blut bewirkt, daß über die Nebenschilddrüsenhormone das Kalzium aus dem Knochen herausgelöst wird und dadurch Osteoporose entsteht. *Osteoporose ist also auch eine Kalziummangelkrankheit.* Sie wird noch verstärkt, wenn die *Kalziumaufsaugung* (Resorption) im Darm gestört ist, was bei vielen Menschen wegen einer unnormalen Darmbakterienflora der Fall ist. Der Kalziumnachschub ist dann unzureichend.

Wie hoch muß nun die *Tagesmenge* sein, die den Bedarf deckt?
Die von der *DGE* (Deutsche Gesllschaft für Ernährung) empfohlene tägliche Kalziummmenge beträgt *800mg*, bei älteren Personen und in der Schwangerschaft 1200mg. Mit der bei uns üblichen Kost wird diese Menge nur erreicht, wenn genug Milch und Milchprodukte (120mg Kalzium in 100ml Milch) verzehrt werden. Allerdings wird dem Körper bei hohem Konsum von Milch und Milchprodukten *zuviel Eiweiß* zugeführt, was dazu führt, daß mit dem Urin mehr Kalzium ausgeschieden wird. Außerdem wird das Mineralstoffverhältnis zwischen Kalzium, Magnesium und Phosphor gestört sowie die *Zinkresorption* geschwächt. Alles zusammen bringt dann weitere Stoffwechselveränderungen mit sich.

Die *WHO* (Weltgesundheitsorganisation) gibt als notwendige Tageskalziummmenge nur *400–500mg* an. Dabei geht sie davon aus, daß ein großer Teil der Weltbevölkerung nicht mehr als 300–500mg Kalzium täglich aufnimmt und dabei ohne Osteoporosymptome

---

[67] Krall, Elisabeth A. et al.: N. Engl. J. Med., 321, 1989, S. 1777-1783; Hamburg-Mannheimer Stiftung für Informationsmedizin

bleibt. Damit dies so ist und damit das Kalzium zur Festigung in die Knochensubstanz eingebaut werden kann, müssen aber noch weitere Bedingungen erfüllt werden. Kalzium benötigt nämlich einen „Transporter", der es durch die Blutbahn bis zu den Knochenzellen bringt. Dazu dient das *Magnesium* als Taxi. Die so oft geforderten großen Mengen an Kalzium nützen nichts, wenn nicht zugleich genügend Magnesium vorhanden ist.

Eine zusätzliche Einahme von reinen Kalziumtabletten ist also völlig sinnlos, weil dadurch nicht nur das Verhältnis zwischen Kalzium und Magnesium gestört, sondern auch noch die Magnesiumaufnahme blockiert wird[68] und somit das Wechselspiel zwischen Eiweißaufnahme, Kalzium und Magnesiun sowie Vitamin D3 und Vitamin C den Knochen stört.

Vitamin C ist ein weiterer Faktor in der Osteoporoseentwicklung. Vitamin C-Mangel führt zu einem gestörten *Kollagen-Aufbau* (Synthese). Kollagen ist ein Eiweißkörper, der für das Wachstum und die Reparatur von Knochenzellen und für viele andere Körperzellen von grundlegender Bedeutung ist. Vitamin C-Mangel und dadurch bedingter Kollagenmangel spielen also auch eine wichtige Rolle bei der Entstehung der Osteoporose.

Wer zuviel Vegetabilien mit *Oxalsäure* zu sich nimmt, riskiert ebenfalls einen Kalziumverlust. Da der Körper Oxalsäure nicht verarbeiten kann, verbindet sie sich mit dem Kalzium der Nahrung zu *Kalziumoxalat*. In dieser Form kann das Oxalat dann zwar ausgeschieden werden, gleichzeitig geht damit aber auch Kalzium verloren. Zu den stärker oxalsäurehaltigen Vegetabilien gehören Rhabarber, Spinat, Mangold und Kakaoprodukte. Prof. Dr. Veith[69] vertritt allerdings die Meinung, daß der Oxalsäuregehalt den Veganern keine Probleme bereitet.

Zuviel *Natrium* (Kochsalz) und *Phosphor* sorgen dafür, daß die Rückresorption von Kalzium in der Niere nur mangelhaft ist. Die tägliche Natriumzufuhr von 3–5g sollte nicht überschritten werden. Wer sich aber hauptsächlich von Tierprodukten ernährt, kann diese Grenze nicht einhalten. Das Verhältnis Kalzium zu Phosphor sollte 1:1 bis 1:1,5 betragen (Dr. Burgerstein). Kuhmilch, Sesam und Hasel-

68 Juan, David, M.D.: Die klinische Bedeutung von Hypomagnesiemia, in: Surgery, Vol. 91, Nr. 5, 1982; Diamond, H. u. M.: Fit fürs Leben 2, Goldmann Verlag, 3. Aufl. 1992, S. 378
69 Veith, Prof. Dr. W.J.: Ernährung neu entdecken, Wissenschaftliche Verlagsgesellschaft, Stuttgart, 2. Auflage 1996

nüsse weisen dieses Verhältnis auf, während sich bei allen Hülsenfrüchten einschließlich Soja ein viel zu hoher Phosphorwert im Vergleich zu Kalzium findet. Ausgeglichen wird dieses ungünstige Verhältnis durch genügend grüne Blattgemüse und Rohkost.

Die Kalziumaufnahme wird außerdem durch *Alkohol, Nikotin,*
Kaffee, phosphorsäurehaltige Getränke (Limonaden, alkoholfreie Getränke und Softdrinks) und *Säurehemmer* verhindert.[70]

Längst bekannt ist auch, daß *Mangel an Bewegung und Sonnenbe-*
strahlung einen Verlust der Knochenmasse zur Folge hat.

Nach meiner Praxiserfahrung ist eine *Kalziumzufuhr von*
350–400mg völlig ausreichend und auch durch die vegane Kostform
realisierbar. Damit befinde ich mich in Übereinstimmung mit füh-
renden Ernährungswissenschaftlern. Wenn ein Mensch alle kalzium-
raubenden, blockierenden und die Vermehrung der kalziumaus-
scheidenden Faktoren meidet, ist die notwendige Kalziumaufnahme
und der Einbau in die Knochen kein Problem mehr. Unter den
pflanzlichen Nahrungsmitteln finden sich folgende gute *Kalziumquel-*
len: alle grünen Blattgemüse wie Fenchel, Broccoli, Brennessel, Brun-
nen- und Gartenkresse, Grünkohl, Löwenzahnblätter, Mangold, Spinat und Petersilie. Den höchsten Wert weisen die Gartenkresse mit
214mg und der Grünkohl mit 212mg in 100g Rohsubstanz auf. Die
Stengel- und Wurzelgemüse erreichen fast alle nur die Hälfte der grünen Blattgemüse. Unter den Früchten ragt die getrocknete Feige mit
193mg% heraus. Von Nüssen und Samen müssen besonders die Para-
nuß mit 130mg%, die Haselnuß mit 226mg% und die Mandel mit
252mg% erwähnt werden. Einsame Spitze ist mit 783mg% der Sesamsamen. Eine gute Kalziumquelle ist auch Tofu (Sojaquark) mit
105mg%, während Sojamilch mit 3mg% so gut wie nichts liefert.

Die Vitamin C-Zufuhr ist mit 30–50% Rohkost gut abgedeckt,
wenn darauf geachtet wird, daß ständig Früchte und Gemüse mit hohem Vitamin C-Gehalt den Speisezettel bereichern (eine Aufzählung
Vitamin C-haltiger Nahrungsmittel findet sich unter dem Kapitel
Vitamine). Zu beachten ist allerdings, daß das Blanchieren der Gemüse den Vitamin C-Gehalt um 50% reduziert.

Wer erfolgreich die Osteoporose verhindern oder die bereits bestehende Krankheit bekämpfen will, muß nach allen Erörterungen
folgende Faktoren berücksichtigen:

---

[70] Diamond, H. u. M.: Fit fürs Leben 2, Goldmann Verlag, 3. Aufl. 1992, S. 43 u. 370

– eine auf das notwendige Maß beschränkte tägliche Aufnahme vorwiegend pflanzlicher *Eiweißstoffe*, ergänzt durch ca. 150g Sauermilchprodukte und einem Hühnerei pro Woche. Das Kasein der Milch unterstützt wirksam die Kalziumaufnahme (siehe auch unter dem Kapitel Milch- und Milchprodukte), während das Ei Vitamin D und Vitamin B12 liefert;
– hautpsächlich aus pflanzlichen Quellen stammende *Öle und Fette*, z. B. Ölivenöl, Sojaöl, Weizenkeimöl, Sonnenblumenöl u. a., verwenden (maximal 35g Fett);
– an *Kohlenhydraten* ca. 375g täglich verzehren, vorzugsweise Vollkornprodukte, Pellkartoffeln, Hülsenfrüchte, Salate und Gemüse (besonders grüne Blattgemüse), Früchte (besonders Vitamin C-haltige);
– bei Knochenerkrankungen kann neben der medikamentösen Behandlung auch ein altbekanntes Naturprodukt, der *Lebertran*, zur Anwendung kommen. In der Tat ist eine Lebertranbehandlung für die Dauer von 6–8 Wochen, täglich 1 Eßlöffel nach dem Essen, sehr geeignet, das Leiden mit seinen Beschwerden günstig zu beeinflussen und die Knochen wieder zu festigen. Eine moderne chemotherapeutische Behandlung mit Fluorpräparaten ist zwar auch wirksam, aber mit erheblichen Nebenwirkungen belastet;
– einer zusätzlichen Behandlung mit *Vitamin D3* ist durchaus zuzustimmen, sie muß aber in Intervallen, also mit Pausen, geschehen und sollte vom Hausarzt kontrolliert und verordnet werden, da Überdosierungen zu Gefäßschäden führen können;
– außerdem können zusätzlich zur Nahrung noch *Vitamin C, Vitamin E und Vitamin B1* eingenommen werden;
– eine *Bewegungstherapie* für längere Zeit ist meistens notwendig und erfolgreich.

Erst jüngst teilte die Bundesärztekammer bei einem Fortbildungskurs in Köln mit, daß 10% der Deutschen an einem Schwund des festen Knochengewebes, also an Osteoporose leiden. Die Experten schätzen, daß die Zahl der Knochenbrüche wegen Osteoporose in den nächsten 60 Jahren um das Dreifache zunehmen wird. Sie nannten als Risikofaktoren: Rauchen, Alkohol, geringe körperliche Aktivität sowie Kalzium- und Östrogenmangel. Es wurde die Empfehlung ausgesprochen, neben einer medikamentösen Behandlung *und Krankengymnastik vor allem vitamin-, eiweiß- und kalziumreich zu essen* und nicht mehr als maximal fünf Kilo zu heben.

Ich hoffe indessen, klargestellt zu haben, daß diese Vorschläge, soweit sie die Ernährung (oder Diätetik) angehen, völlig unzureichend, wenn nicht sogar unrichtig sind, weil man an der Tatsache, daß zuviel Eiweiß einen Kalziumverlust herbeiführt, nicht vorbeikommt. Kurz und bündig sei gesagt: „Je mehr tierisches Eiweiß, um so größer die Osteoporosegefährdung!" Alle Forderungen der Ernährung bei Osteoporose lassen sich am besten und einfachsten durch ovo-lacto-vegetabile Vollkost erfüllen. Es ist auch mit der Vegankost möglich, aber dann sind Ergänzungen von Vitamin B12 und Vitamin D3 unbedingt notwendig.

3.9 Erkrankungen der Atmungsorgane

Im Vordergrund dieser Erkrankungen stehen die chronisch obstruktiven Atemwegserkrankungen. Diese etwas komplizierte Bezeichung ist eigentlich nur ein Überbegriff für drei sehr häufig vorkommende und daher wichtige Erkrankungen der Atmungsorgane, nämlich

- Bronchitis,
- Asthma bronchiale und
- Lungenblähung (Emphysem oder Emphysembronchitis).

Man hat diesen Überbegriff für die drei chronischen Erkrankungen geschaffen, um damit die Verflechtungen dieser Krankheiten in den Krankheitsanzeichen (Symptomen) und in der Diagnostik und Therapie zu zeigen.

Wenn man den Versuch macht, die sich unter dem Bergiff der obstruktiven chronischen Atemwegserkrankungen verbergenden Krankheitsformen zu differenzieren, gerät man in Schwierigkeiten. Deshalb spricht man auch gerne von einem Krankheitskomplex. Es ist trotzdem sinnvoll, die einzelnen Formen zu unterscheiden, um für die spezifische ärztliche Behandlung bessere Anhaltspunkte zu gewinnen. Man kann unter dem Dach der obstruktiven Atemwegserkrankungen folgende Formen unterscheiden:

- chronische Bronchitis,
- Asthma-Bronchitis (= Asthma und Bronchitis),
- Asthma bronchiale,
- allergisches Asthma,
- allergisches Asthma und Bronchitis,
- allergische Bronchitis.

Für die Frage, die uns hier besonders interessiert, nämlich ob dieser Krankheitskomplex, also die Gesamtheit dieser Krankheitsformen, einer Beeinflussung durch Diät zugänglich ist, spielt die Aufgliederung der Formen keine entscheidende Rolle, da die wichtigsten Krankheitserscheinungen allen gemeinsam sind, nämlich

- Schleimhautanschwellung,
- Produktion von mehr oder weniger zähem Schleim (mit und ohne Auswurf oder Husten),
- krampfhafte Zusammenziehung der Bronchialmuskulatur und
- Verengung der Luftwege und damit Atemnot.

Dabei gilt es als gesichert, daß Atemnot bereits ein fortgeschrittenes Stadium der Krankheit anzeigt, in dem von einer Heilung kaum noch gesprochen werden kann, sondern nur noch von Linderung der Beschwerden und von einem Aufhalten der Erkrankung.

Ein besseres Verständnis für die Behandlungsmöglichkeiten gewinnt man, wenn man zunächst die Frage zu beantworten versucht, wie es zur Entwicklung des Krankheitskomplexes gekommen ist. Wie so oft sind auch hierbei mehrere Ursachen verantwortlich zu machen:

- Reize aus der Umwelt mit krankmachender Wirkung auf das Atemsystem,
- individuelle Überempfindlichkeit des Bronchialsystems durch Veranlagung,
- Allergieeinwirkung (allergisches Asthma bronchiale, Heuschnupfen) und
- Rauchen.

Reize aus der Umwelt sind zahlreiche chemische Stoffe, Allergene aus der Umwelt zum Beispiel die Blütenpollen. Aus dem häuslichen Bereich kommen Hausstaub, Tierhaare, Vogelfedern, Milben und Schimmelpilze in Frage. Allergene im Zusammenhang mit dem Arbeitsplatz bilden Mehlstaub und Chemikalien.

Die Hauptsymptome bei den Allergien sind Augenwinkeljukken, Augentränen, „Nasenlaufen" (Heuschnupfen), später Bronchitis, Asthma bronchiale und Atemnot. Die hauptsächlichen Behandlungsmethoden sind antiallergisch wirkende Substanzen (Antihistaminpräparate), meist mit der Nebenwirkung, daß sie schläfrig machen, desensibilisierende Injektionen mit verdünnten Pollenpräparationen, gegen die eine Überempfindlichkeit besteht, oder Injektionen von Eigenblutserum in langsam ansteigender Dosierung. Als entzündungswidrige, reizmildernde Heilkost kommen Safttage, Rohkost und salzarme, streng vegetarische Kost in Frage. Dabei müssen auch noch Nahrungsmittel ausgeschieden werden, auf die eine individuelle allergische Reaktion eintritt (Allergenkarenz). Falls eine nachweisbare Allergie gegen Kuhmilcheiweiß oder Milchzucker oder gegen beide Stoffgruppen besteht, kann eine *vegane Kost* das Mittel der Wahl und eine echte Hilfe sein.

3.10 Blutbildungsstörungen

Eisenmangelanämie

Die häufigste Blutbildungsstörung ist die Eisenmangelanämie. Anämie heißt Blutarmut. Man bezeichnet damit einen Mangel an roten Blutkörperchen (Erythrozyten) oder an rotem Blutfarbstoff (Hämoglobin), der sich in den roten Blutkörperchen befindet. Der rote Blutfarbstoff enthält Eisenatome, mit deren Hilfe er in der Lunge den Luftsauerstoff aufnehmen und auf dem Blutweg in die Organe, Gewebe und Körperzellen transportieren kann. Ein Mangel an Blutkörperchen oder Blutfarbstoff führt ebenso wie Eisenmangel durch ungenügende Aufnahme mit der Nahrung immer zu einem Sauerstoffmangel im ganzen Körper.

Äußerlich sichtbare Blässe, Müdigkeit und Leistungsschwäche sollten schon den Verdacht auf eine Blutarmut lenken. Mit zunehmender Anämie können auch Herzklopfen, Schwindel, Ohrensausen und Atemnot auftreten. Eisenmangel macht sich aber nicht nur im Blut,sondern auch in anderen Geweben bemerkbar, in denen Eisen für den Aufbau des Stoffwechsels benötigt wird. Das hat Krankheitszeichen wie brüchige Nägel, glanzloses, brüchiges Haar und Mundwinkeleinrisse (Mundwinkelrhagaden) zur Folge.

Der Eisenbedarf ist nach Geschlecht und Lebensalter verschieden. Normalerweise benötigen Männer, Frauen und Jugendliche 12mg, Kinder 10mg, Säuglinge 6mg und Schwangere 30mg.

Die Eisenmangelanämie ist meist eine langsam entstehende chronische Erkrankung. Ihre Ursachen sind vielfältig, z. B.

- ein erhöhter und damit krankhafter Eisenverlust aus Sickerblutungen von Hämorrhoiden, Darmpolypen, Darmkrebs, Magengeschwür oder Magenkrebs, übermäßig starke Monatsblutung bei der Frau (Hypermenorrhoe) und andere verborgene Blu-

tungsquellen (z. B. Parasiten);
- ein erhöhter Eisenbedarf, der durch schnelles Wachstum, Tumorbildung und erhöhten Verbrauch bei Infektionen gegeben ist; auch bei Säuglingen ist der Bedarf erhöht;
- verminderte Eisenzufuhr durch Fehlernährung, übertriebene oder zu langfristige Diäten;
- ungenügende Eisenaufnahme in den Blutstrom, aufgrund von Störungen im oberen Dünndarmabschnitt;
- ein ungenügender Eisengehalt der Nahrung.

Die Meinung, rein vegetarische oder fleischlose Kost für Eisenmangel anschuldigen zu müssen, ist ein Denkfehler, denn gerade fleischlos lebende Völker oder Bevölkerungsgruppen sind meist besonders ausdauernd und leistungsfähig. Sie leiden nicht häufiger an Anämie als die Fleischesser. Fleischlosigkeit der Kost ist noch längst keine vegetarische Vollwertkost, auf die Prof. Dr. Kollath als einer der ersten nach Dr. M. Bircher-Benner ganz entschieden hingewiesen hat. Daß der tägliche Eisenbedarf ohne Schwierigkeiten zu decken ist, zeigt die Tabelle im Kapitel Mineralstoffe. Hierbei ist natürlich noch die Herauslösbarkeit und Aufnahmefähigkeit des Eisens im Darm zu bedenken, welche eine intakte Darmflora voraussetzt.

Die kleine Vergleichstabelle zeigt, daß sich die Vegetabilien im Vergleich zum Fleisch als Eisenquelle durchaus sehen lassen können. Ich kann daher im Falle von Eisenmangelanämie darauf verweisen, daß eine sorgfältig durchgeführte vegetarische Vollkost eine Eisenmangelanämie zu verhüten mag und daß sie zur Heilkost wird, wenn man die vermehrt eisenhaltigen Nahrungsmittel besonders berücksichtigt, wobei die Sojaprodukte, die zugleich eine ausgezeichnete Eiweiß- und Fettquelle darstellen, eine wichtige Rolle spielen.

Eisengehalt in je 100g verzehrbarem Anteil:

Bierhefeflocken	17,5 mg	Schweineleber	22,1 mg
Schnittlauch	13,0 mg	Schweinelunge	18,9 mg
Sojamehl	12,1 mg	Kaviar	11,8 mg
Sesam	10,0 mg	Schweineniere	10,0 mg
Hirse	9,0 mg	Kalbsleber	10,2 mg
Sonnenblumenkerne	7,0 mg	Hühnerleber	7,4 mg
Kichererbsen	7,2 mg	Hühnereigelb	7,2 mg
Linsen	6,9 mg	Kalbfleisch	4,5 mg

Megaloblastäre Anämie (Morbus Biermer)

Diese Erkrankung der roten Blutkörperchen hatte früher den Namen „bösartige Blutarmut" oder perniziöse Anämie. Sie kommt familiär vor und betrifft vorwiegend ältere Menschen. Bei der körperlichen Untersuchung lassen sich folgende, teilweise charakteristische Krankheitszeichen erkennen:

- wachsgelbe Haut und Schleimhäute,
- Ohnmachtsneigung,
- Ohrensausen,
- Schwindel,
- Herzbeschwerden,
- Empfindungsstörungen an den Gliedern (Ameisenlaufen),
- Zungenbrennen schon im Frühstadium,
- glatte Zunge, besonders an den Rändern.

Der Arzt wird bei einer Urin- und Blutuntersuchung eine Reihe typischer Veränderungen des Blutbildes, des Blutserums und des Urins feststellen und damit seine Diagnose sichern. Er wird dann noch die genaue Diagnose zwischen einer primären und einer sekundären megaloblastären Anämie herbeiführen. Die primäre Art tritt als Folge einer Reifungsstörung der roten Blutkörperchen auf durch Mangel an

- Vitamin B12 (= Extrinsic-Faktor),
- Folsäure, die ebenfalls zu den Vitaminen zählt und
- Intrinsic-Faktor.

Der Intrinsic-Faktor stellt eine Zucker-Eiweiß-Verbindung (Glycoprotein), die in den sogenannten Belegzellen der Magenschleimhaut gebildet wird und mit dem Vitamin B12 (Cobalamin) einen Komplex bildet. Dieser Komplex, eine lose, aber für Darmbakterien nicht angreifbare Verbindung, kann nur im unteren Dünndarm aufgesaugt (resorbiert) werden. Nur auf diese Weise gelangt das Vitamin B12 aus dem Darm in die Blutbahn. Fehlt der Intrinsic-Faktor (angeboren, nach totaler Magenoperation oder durch eine Magenschleimhauterkrankung), dann fehlt der „Schlepper" für das Vitamin B12, und es entsteht eine schwere Blutkrankheit, die *perniziöse Anämie*. Das sehr wichtige Vitamin B12 muß dann einmal wöchentlich als Injektion verabreicht werden.

Die Belegzellen bilden außer dem Intrinsic-Faktor auch noch die Magensalzsäure, die die Eiweißstoffe zunächst gerinnen, das heißt auch denaturieren läßt und für die Verdauungsenzyme leichter zugänglich macht. Wenn die Belegzellen ausfallen, bedeutet das, daß der Intrinsic-Faktor und die Magensalzsäure nicht mehr gebildet werden können.

Die sekundäre megaloblastäre Anämie ist die Folge einer Fehlernährung und einer ganzen Reihe von schweren Krankheiten, vorwiegend aus dem Bereich des Magen-Darm-Kanals. Es ist Sache eines Facharztes, hier eine diagnostische Klärung herbeizuführen, weil sich die Behandlung nach der jeweils vorliegenden Grundkrankheit richten muß.

Die Frage nach einer vernünftigen und gezielt einsetzbaren Heilkost ist erst zu beantworten, wenn eine diagnostische Klärung erfolgt ist. Bis dahin sollte man sich mit einer *ovo-lacto-vegetabilen Kost mit reichlich Frischkost (30–50%)* behelfen.

3.11 Faserstoff-Mangelerkrankungen

Es gibt eine Reihe von häufig vorkommenden Zivilisationskrankheiten, nämlich:

– Herz-Kreislauf-Erkrankungen (koronare Herzkrankheit, Herzinfarkt, Schlaganfall),
– bösartige Tumorerkrankungen,
– Darmerkrankungen und Fettsucht,
– Zahnfäule,
– Zuckerkrankheit, Stoffwechselstörungen,
– Gallensteine,
– Gicht und Rheumatismus,
– Venenerkrankungen (Thrombosen, Embolien, Hämorrhoiden).

Sie haben eine gemeinsame Ursache, zumindest Mitursache, in einem chronischen Mangel an Faserstoffen, worauf der englische Wissenschaftler *Dennis Burkitt* immer wieder aufmerksam machte. Er kam nach vergleichenden Untersuchungen bei Afrikanern und Westeuropäern zu dem Ergebnis, daß die genannten Erkrankungen bei den Afrikanern beinahe unbekannt sind. Daraus folgerte er, daß viele dieser Erkrankungen mit der typisch westlichen Lebensweise zusammenhängen müssen. Deshalb kann man aus einem Vergleich zwischen den in Europa und Nordamerika einerseits und den in Afrika andererseits auftretenden Erkrankungen außerordentlich viel lernen.

Krampfadern stellte Burkitt nur bei wenigen in europäischen Krankenhäusern tätigen afrikanischen Schwestern fest. Wenn Männer unter atherosklerotischen Beschwerden und Zahnausfall litten, handelte es sich mit Sicherheit um Menschen aus europäischen Familien. Es muß hier also, zumal andere Faktoren nicht in Frage kamen, ein enger Zusammenhang zwischen Ernährungsgewohnheiten und Zivilisationsschäden bestehen. Auf der Suche nach Unterschieden in den Ernährungsgewohnheiten stellte Burkitt schließlich – abgesehen von der uns allen ja bekannten starken Steigerung des Fett- und Eiweißverbrauchs – als entscheidenden Faktor bei uns (in Europa) den Rückgang der unverdaulichen Rohfasern (Ballaststoffe) in der Nahrung fest. Hauptgrund dafür war und ist größtenteils auch heute noch die Getreideverarbeitung in unseren Großmühlen, das heißt die Weißmehlerzeugung, wobei der *Rohfasergehalt fast völlig beseitigt* wird. Es bleibt dann in unserer Nahrung nur noch der Rohfasergehalt aus Obst und Gemüse übrig, der aber nicht ausreicht.

Was passiert nun bei einer zu geringen Rohfaseraufnahme durch unsere Nahrung? Als erstes tritt eine Verlangsamung der Passage des Darminhaltes auf. Es dauert nun wesentlich länger, bis die Nahrungsreste den Körper verlassen. Bei vergleichenden Untersuchungen von Afrikanern und Europäern kam man zu folgenden Ergebnissen: Die Ausstoßung der Nahrungsreste benötigte vom Zeitpunkt der Nahrungsaufnahme an

bei Afrikanern	35 Stunden,
bei Mitteleuropäern	49 Stunden,
bei Engländern	77 Stunden.

Außerdem sinkt bei fehlender Rohfaser das Volumen und das Gewicht des Stuhls (der Nahrungsreste), weil die Wasserbindung durch die fast unverdaulichen Rohfasern fehlt. Größere Stuhlmengen, die durch den hohen, gebundenen Wassergehalt auch weich sind, können durch die normalen physiologischen Verhältnisse im Darm aufrechterhalten werden.

Fernerhin kommt es bei den Europäern wegen der fehlenden Ballaststoffe zu *Druckerscheinungen im gesamten Unterleib*, und zwar aus drei Gründen:

– wegen des Wasserverlustes entsteht zu trockener Stuhl,
– wegen des Gewichtverlustes besteht zu wenig Darmanreiz,
– wegen vermehrter Bildung von Fäulnis und Gärungsgasen durch die zu lange Verweildauer kommt es zur Verkrampfung und Überblähung der Darmschlingen.

Die Folgen können Darmspasmen, Darmlähmung oder Obstipation sein.

Fassen wir noch einmal die Folgen, die sich bei fehlendem oder zu geringem Rohfasergehalt der Nahrung ergeben, zusammen:

- Abnahme der Wasserbindung durch wenig Fasern,
- Abnahme der Stuhlmenge,
- Verzögerung bis zu starker Verlängerung der Passagezeit,
- Änderung der Darmbakterienflora (Gärung und Fäulnis),
- Erhöhung der Druckverhältnisse im Darm, wodurch Krämpfe, Stuhlverhaltung und Obstipation entstehen.

Diese Veränderungen sind die Grundlage, für die schon anfänglich erwähnten Krankheiten, die im einzelnen noch kurz zu besprechen sind.

Chronische Darmträgheit (Obstipation)

Wenn eine Darmträgheit auftritt, kann man fast mit Sicherheit annehmen, daß eine mangelhafte Zufuhr von Pflanzenfaserstoffen die Ursache ist. In Deutschland wurde eine durchschnittliche Faserstoffaufnahme von 6g pro Tag errechnet. In den anderen europäischen Ländern liegen die Verhältnisse ganz ähnlich. Um aber eine Passagedauer von ca. 24 Stunden (einmal Stuhlgang täglich) zu erreichen, benötigt man ein Stuhlgewicht von ungefähr 250g. Das läßt sich aber erst mit *25–50g Kleie pro Tag* erreichen.

Bei einer schon länger bestehenden, schweren Verstopfung ist zur Behandlung 1g Faserstoffe (z. B. Kleie) pro kg Körpergewicht für die Dauer von 14 Tagen erforderlich. Dann kann man im allgemeinen auf ca. 15g Faserstoffe pro Tag zurückgehen. Meist wird dadurch eine deutliche Besserung und schließlich auch die Heilung erreicht.

Reizkolon (Colon irritabile)

Das Krankheitsbild des Reizkolons äußert sich als eine chronische Störung der unbewußt ablaufenden Dickdarmbewegungen mit wechselnden Bauchbeschwerden, vor allem krampfartigen Zuständen. Dabei wechselt oft Durchfall mit Verstopfung. Das Reizkolon gehört zu den psychosomatischen Krankheiten, d.h., daß seelische Ursachen eine wesentliche Rolle spielen. Außerdem wird die Erkrankung gefördert durch hastige und unregelmäßige Einnahmen der Mahlzeiten, ungenügenden Schlaf und allgemeine Überanstrengung. Meist besteht auch Mißbrauch von Abführmitteln wegen Verstopfung. Entweder zeigen sich bei der Entleerung kleine, harte Kotballen oder es tritt dazwischen wässriger Stuhlgang auf, was aber manchmal auch auf die Abführmittel zurückgeführt werden kann.

Zahlreiche Untersuchungen haben erwiesen, daß durch *faserreiche Kost* die Krankheit gut in den Griff zu bekommen ist. Die Dosierung der Faserrstoffe, am einfachsten in Form von *Weizenkleie*, ist individuell verschieden von 30–60g pro Tag. In zwei bis drei Monaten ist meistens eine Beschwerdefreiheit zu erzielen. Zusätzliche psychotherapeutische Maßnahmen sind aber oft erforderlich.

Ausbuchtungen der Darmwand (Divertikulose)

Zu Beginn unseres Jahrhunderts wurde diese Krankheit noch selten festgestellt. Die Ärzte sahen sie sogar als eine Kuriosität an. *Inzwischen leiden 40–50% aller siebzigjährigen Bürger der westlichen Länder unter dieser Krankheit*, die durch ungenügende Darmfüllung und Drucksteigerung bei Überblähung entsteht. Es herrscht heute unter den Medizinern volle Übereinstimmung über die Erfolge einer diätetischen Behandlung der Divertikulose mit pflanzlichen Faserstoffen, z. B. mit den Diätprodukten aus Weizenkleie. Die Dosis muß täglich mindestens 20–30g betragen, auf alle Fälle soviel, daß täglich eine Entleerung von weichem lockerem Stuhl möglich ist.

Krampfadern (Varicosis)

Bei der Opstipation wird oft versucht, durch starkes Pressen die Stuhlentleerung zu erzielen. Durch das Pressen kommt es aber zu einer Drucksteigerung im Unterleib und damit zugleich zu einer starken Blutstauung und Erweiterung der Venen in den Beinen, so daß die Venenklappen unwirksam werden. Bei häufiger Wiederholung entstehen daraus – falls eine Veranlagung zur Bindegewebsschwäche besteht – Krampfadern.

Eine Kost mit *20–30g Weizenkleie* erzeugt einen so glatten und weichen Stuhl, daß übermäßiges Pressen nicht mehr notwendig ist. Damit ist aber zugleich auch eine wesentliche Ursache der Krampfadernbildung beseitigt. Einmal vorhandene Krampfadern sind nur noch durch ärztliches Eingreifen heilbar.

Hämorrhoiden

Der erhöhte Druck im Unterleib, der durch Pressen beim Stuhlgang wegen Darmträgheit entsteht, ist auch bei der Hämorrhoiden-Entstehung eine wesentliche Ursache. Jede Drucksteigerung im Unterbauch setzt sich auf die zahlreichen Venengeflechte der Beckenorgane bis zum Darmausgang fort. Der Drucksteigerung folgt die Venenerweiterung, dieser schließlich die Kramfaderbildung. Im Bereich des Darmausgangs heißen die Krampfadern (Venenerweiterungen) Hämorrhoiden.

Das Hämorrhoidalleiden ist äußerst häufig und wird oft durch Entzündung, Blutungen und Thrombosebildungen kompliziert. Deshalb ist es wichtig zu wissen, daß durch *faserreiche Kost mit 20–30g Weizenkleie täglich* die Druckerhöhung mit ihren zahlreichen Folgen vermieden werden kann und damit der Hämorrhoidenbildung entgegengewirkt wird.

Gallensteine (Cholelithiasis)

Wenn die Gallenflüssigkeit mit Salzen und Cholesterin übersättigt ist, entstehen Gallensteine. Die Gallenübersättigung mit Cholesterin ist sehr häufig. Ursache ist meist eine zu große Zufuhr mit der Nahrung (Eier, Tierfette) und eine ungebremste Aufnahme des Cholesterins im Darm, so daß eine Übersättigung auftreten muß. Das ist verständlich, wenn man weiß, daß sich Gallensteine im Tierexperiment sehr leicht durch eine *faserfreie Kost* erzeugen lassen. Bei faserfreier Kost kann nämlich im Darm das Cholesterin nicht mehr ausreichend zurückgehalten werden und wird dadurch schnell ins Blut abgegeben. Durch eine langsame Einströmung in die Blutbahn dagegen wird die Galle nicht übersättigt, so daß sie dann auch nicht zur Steinbildung neigt.

Es ist vielfältig erwiesen, daß eine Zufuhr von *15–25g Weizenkleie als Faserstoff* eine Gallensteinbildung verhindert, vorausgesetzt,
es werden nicht ständig übergroße Mengen Cholesterin mit der Nahrung zugeführt.

Zuckerkrankheit (Diabetes mellitus)

Die Faserstoffe bieten uns noch eine weitere Überraschung. Sie besteht darin, daß sie das Blutzuckertagesprofil sehr günstig beein-
flußen, das heißt absenken. Die Zugabe von Faserstoffen zur täglichen Nahrung führt zu einer Hemmung und Verlangsamung des
Zuckerabbaus. Der Einstrom von Zucker (Glukose) in die Blutbahn
wird stark behindert, so daß das Blutzuckertagesprofil wesentlich
flacher verläuft. Das Interessanteste dabei ist aber, daß bei der faser-
reichen Kost der Kohlenhydratgehalt normal gehalten werden kann,
während man bisher immer an einer kohlenhydratarmen Kost fest-
hielt. Eine Menge von 20g Faserstoffen pro Tag läßt die Blutzucker-
Tageskurve eines Diabetikers bereits deutlich günstiger verlaufen.
Diese Chance sollte kein Diabetiker ungenutzt lassen.

Dies alles zeigt uns, *daß die Faserstoffe sehr wichtige Bestandteile
unserer Nahrung sind und zur Gesunderhaltung und Verhütung einer
Reihe von Magen-Darm- und Stoffwechselkrankheiten wesentlich beitragen.*

Es gibt nun keine Kostform, die so reich an Faserstoffen ist wie
die vegane Kost. Die Vollwertigkeit ist durch die vielseitige Verwendung von Vollgetreide, Gemüse, Salat, Obst, Hülsenfrüchten, Nüssen und Zusatz von Vitamin B12 und Vitamin D3 gegeben. Die vegane Kost ist bei den oben beschriebenen Krankheitsbildern oftmals
erfolgreicher als die übliche Mischkost mit Zusätzen von Weizenkleie.

3.12 Alterserkrankungen

In einer umfangreichen Ernährungsstudie, die an mehr als 300 über 75jährige Patienten bezüglich ihres Ernährungszustandes durchgeführt wurde, stellte der Leiter der Studie, Prof. Günther Schierf vom Bethanien-Krankenhaus in Heidelberg, fest, daß ein großer Teil der über 75jährigen Menschen fehlernährt ist. Mehr als zwei Drittel der Patienten wiesen eine *Mangelernährung an Mineralstoffen* (vor allem Kalzium, Kalium und Magnesium), allen *Vitaminen* und *Ballaststoffen* auf.

Es ist bei älteren Menschen, wenn sie allein sind und sich selbst versorgen müssen, ungeheuer schwer oder sogar unmöglich, eine besondere Ernährungsform wie etwa die *vegane Ernährung* durchzuführen, es sei denn, daß sie mit verständnisvollen Familienangehörigen zusammenleben. Man darf ja auch nicht vergessen, daß viele alte Menschen Schwierigkeiten beim Kauen und Schlucken haben.

Wenn man weiß, daß in der Bundesrepublik nur jeder achte „pflegebedürftige ältere Mensch" Unterstützung von ausgebildeten (professionellen) Helfern in der Altenpflege und Altenbetreuung erhält und die vielen übrigen teilweise oder völlig auf die Hilfe der Familienangehörigen angewiesen sind, muß man sich klar darüber sein, daß eine vernünftige Vorbereitung auf das aktive Alter für den alternden Menschen selbst, aber auch für seine Angehörigen außerordentlich wichtig ist. Bei älterwerdenden Menschen entscheidet der körperliche und seelische Gesundheitszustand ganz wesentlich über Lebensfreude und Erlebnisfähigkeit sowie die Liebesfähigkeit gegenüber dem Ehepartner, der Familie und den Menschen der Umgebung. Auch die körperliche und geistige Leistungsfähigkeit hängen eng miteinander zusammen. Nicht selten erwacht beim älteren Menschen eine besondere schöpferische Fähigkeit, die, befreit von manchen beruflichen Lasten, nun zur Entfaltung drängt. Gesundheit ist deshalb beim Älterwerden ein kostbarer Besitz. Jede Information, die dazu beiträgt, dieses unschätzbare Gut zu schützen, kann nur erwünscht sein. Nahezu unabdingbar gehört dazu das Wissen, wie eine gesunde Ernährung auszusehen hat. Gewiß ist das Alter an sich keine Krankheit, die einer Diät bedürfte, aber es ist ein Lebensabschnitt, in dem man einige einfache Regeln und Maßnahmen zur Gesunderhaltung sehr sorgfältig beachten sollte. Sie betreffen nicht nur die Ernährung.

Es ist eigentlich depremierend zu sehen, daß vielen Krankheitsentwicklungen im Laufe eines Lebens sehr häufig

– falsche Ernährung,
– übermäßiger Salz- und Fettkonsum,
– Dauerstreß,
– fehlende körperliche Arbeit (Bewegungsmangel),
– vielfältige seelische Konflikte und
– Gleichgültigkeit in Gesundheitsfragen

zugrunde liegen. Oft sind diese Faktoren direkte Ursachen oder Mitursachen vorzeitiger Alterungsvorgänge.

Wer denkt schon daran, den Arzt aufzusuchen, um sich einmal durchuntersuchen zu lassen, wenn in den „besten Jahren" hin und wieder Ohrensausen, Schlafstörungen oder Kopfschmerzen auftreten! Und doch – wie oft wird dabei zufällig ein erhöhter Blutdruck festgestellt, der dann allerdings den Verzicht auf liebgewordene Gewohnheiten verlangt. Wartet man erst, bis es auch zur Beteiligung der Herzkranzgefäße kommt, ist es nicht mehr weit bis zum Herzinfarkt. Früher erlebte Krankheiten können mit ihren manchmal verhängnisvollen Folgen in den späteren Jahren eine schwere Hypothek bedeuten. Da sich die meisten Menschen nicht rechtzeitig – und das heißt schon in mittleren Lebensjahren – auf eine vernünftige Lebens- und zuträgliche Ernährungsweise einstellen, sind im Alter meist Vorschädigungen der Gewebe und Organe vorhanden, die dann einen vorzeitigen Alterungsprozeß auslösen.

Bei mehr als einem Drittel der älteren Frauen und mehr als der Hälfte der Männer gleichen Alters werden arteriosklerotische Veränderungen der Gehirngefäße festgestellt. Bei den über Siebzigjährigen ergaben die Untersuchungen einen Anteil von fast 90%. Vorläuferkrankheiten mit ihren Ablagerungen in den Gehirn-, Herz- und Nierengefäßen sowie den Arterien und Extremitäten bleiben im Alter nicht ohne Folgen. Pumpschwäche des Herzens, Schlaganfälle und Herzinfarkte stehen dabei an erster Stelle.

Bei hohem Blutdruck wird die Kost salzarm sein müssen. Liegen Cholesterin- und Neutralfettablagerungen in den Arterien vor, wird eine Fett- und Kohlenhydratreduktion notwendig sein.

Mit zunehmendem Alter nimmt auch die Fähigkeit ab, Kalzium aus der Nahrung aufzunehmen. In der Altersernährung muß man diese Tatsache besonders berücksichtigen. Am besten wird das Kalzium aus vegetabilen, naturbelassenen Nahrungsmitteln und aus der Milch aufgenommen. Die Aufsaugungsquote (= Resorptionsquote) läßt sich wesentlich verbessern, wenn zu den Vegetabilien eine kleine Menge eines Sauermilchproduktes, z. B. Joghurt oder Bioghurt, genossen wird. Siehe hierzu auch das Kapitel „Milch und Milchprodukte" und den Abschnitt über Kalzium im Kapitel über die Zündstoffe. Die Menge der Milchprodukte sollte 250g nicht überschreiten.

Im Alter besteht sehr häufig eine *träge Dickdarmfunktion*. Es entspricht einer alten, aber immer wieder bestätigten Erfahrung, daß sich fast immer wieder eine problemlose Verdauung einstellt, wenn man täglich nur 2–3 Gramm *Getreidefasern* (z. B. Weizenkleie) zu sich nimmt und dazu ein großes Glas Wasser trinkt. Weizenkleie gibt es in jedem Reformhaus.

Man muß auch bedenken, daß es im Alter zu einem *Absinken der natürlichen Immunität* kommt. Fehlernährung und Unterernährung beschleunigen den Prozeß. Wegen der mangelhaften Immunabwehr sind alte Menschen häufiger von Infektionen betroffen. Die *allgemeine Abwehrschwäche* ist auch immer mit der höheren Wahrscheinlichkeit, *an Krebs zu erkranken*, verbunden.

Auch kommt es im Alter zu einer vermehrten Bildung von *Radikalen*, die ebenfalls eine Krebsentstehung begünstigen. Radikale sind aggressive Sauerstoffverbindungen, die die Körperzellen schädigen.

Vitamin C kann die Entstehung von Dickdarmkrebs verzögern. Unumstritten ist, daß die Proliferation (Wucherung) von Schleimhautzellen in allen Bereichen des Dickdarms der erste Schritt in einer Reihe von Vorgängen ist, an deren Ende das Kolonkarzinom steht. Vitamin C reduziert die Zellproliferation in allen Bereichen der Dickdarmschleimhaut und verhindert so die Krebsbildung. Das läßt verstehen, daß ein Zusatz von Vitamin C auch das Auftreten von Darmpolypen verringert, die eine Vorstufe des Krebses darstellen. Eine zu geringe Aufnahme von Vitamin C erhöht auch das Risiko, an *Lungenkrebs* zu erkranken.

Jedem Leser muß klar werden, daß Krebsvorbeugung auch eine Sache der vollwertigen Ernährung ist. Allein durch eine maßvolle und richtige Ernährung können 30–90% aller Krebsarten verhindert werden. Das ist die Meinung der bekannten hochangesehenen amerikanischen „National Cancer Society" (Nationale Krebsgesellschaft). Doch gehört in jedem Fall auch eine *positive Lebenseinstellung, Bewegung* (sportliche Betätigung) und die Vermeidung aller Giftstoffe einschließlich Nikotin und Alkohol dazu.

Natürlich ist die vollwertige *ovo-lacto-vegetabile Ernährung* nicht der einzige Faktor, um das Altern hinauszuschieben oder wenigstens annehmbar zu gestalten. Es gehört auch ein *Kreislauftraining* dazu. Dieses Training kann allein schon in der Notwendigkeit bestehen, daß der Organismus immer wieder eine kühle Außentemperatur durch „Eigenheizung" ausgleichen muß. Das Wechselspiel von Wärme und Kälte erhält jung im Alter, während übertriebener Schutz vor Kälte durch Überheizung und Klimaanlagen genauso vorzeitig altern läßt wie das Vermeiden „unnötiger" Bewegung durch ständige Benutzung von Fahrstühlen und Rolltreppen oder die Benutzung des Autos zum Briefkasten in der Nähe.

Das normale Altern können wir nicht verhindern. Aber es liegt doch in hohem Maße in unserer Hand, ob wir die „späten Jahre" in körperlicher und seelischer Ausgeglichenheit verleben oder die Zunahme an Jahren auch mit zunehmenden Leiden bezahlen müssen. Die Grundlagen zu ernsten Gesundheitsstörungen und Krankheiten werden jedenfalls schon in frühen Jahren gelegt. Dabei sind es vor allem die ernährungsabhängigen Krankheiten, die zu vorzeitigem Altern führen. Deshalb kann eine gesunde Lebensweise, wozu auch eine vollwertige Ernährung gehört, nicht früh genug beginnen.

Wie sieht nun die richtige Ernährungsform für einen alten Menschen aus? In der Zusammenstellung der Hauptnährstoffe empfehle ich folgende Mengen:

- 50g *Eiweiß*, hauptsächlich aus pflanzlichen Quellen,
- 35g *Fett*, hauptsächlich von pflanzlichen Ölen, Nüssen und fetthaltigen Früchten, z. B. Avocados,
- 375g *Kohlenhydrate*, bestehend aus Vollgetreide, Pellkartoffeln, Vollreis, Hülsenfrüchten, Honig, Obst und Gemüsen.

Durch möglichst *viel Frischkost* werden auch die notwendigen Ergänzungsstoffe (Vitamine, Mineralien, Spurenelemente, Fermente und Ballaststoffe) zugeführt. Bei Kau- oder Schluckbeschwerden kann die Frischkost durch frische Gemüse- und Obstsäfte ersetzt werden. Allerdings sollten dann die Ballaststoffe durch Weizenkleie zugeführt werden.

Ein Zusatz von *Selen* (z. B. Basaselen, erhältlich im Reformhaus) und *Jod* (Jodsalz) ist zu empfehlen, da unsere Nahrungsmittel nicht genügend davon enthalten. Dieser Vorschlag entspricht einer *ovo-lacto-vegetabilen Kostform*. Bei *veganer Kost* müssen die bereits besprochenen Zusätze von Vitamin B12 und Vitamin D beachtet werden.

Leidet ein älterer Mensch bereits unter einer Erkrankung, sollten die für sein Krankheitsbild erforderlichen besonderen Kostformen eingehalten werden.

Jedem Leser dieses Buches muß klar werden, daß jede Vorbeugung eine Sache der *vollwertigen Ernährung* ist. Allein durch eine maßvolle und richtige Ernährung können 30–90% aller Krebsarten verhindert werden. Das ist die Meinung der bekannten, hochangesehenen amerikanischen „National Cancer Society" (Nationale Krebsgesellschaft). Doch gehören *in jedem Fall* auch eine *positive Lebenseinstellung*, Bewegung (sportliche Betätigung) und die Vermeidung aller Giftstoffe – einschließlich Nikotin und Alkohol – dazu.

Natürlich ist die vollwertige *ovo-lacto-vegetabile* Ernährung nicht der einzige Faktor, um das Altern hinauszuschieben oder wenigstens annehmbar zu gestalten. Es gehört auch ein Kreislauftraining dazu. Dieses Training kann allein schon in der Notwendigkeit bestehen, daß der Organismus immer wieder eine kühle Außentemperatur durch „Eigenheizung" ausgleichen muß. Das Wechselspiel von Wärme und Kälte erhält jung im Alter, während übertriebener Schutz vor Kälte durch Überheizung oder Klimaanlagen genauso vorzeitig altern lassen, wie das Vermeiden „unnötiger" Bewegung durch ständige Benutzung von Fahrstühlen und Rolltreppen oder die Benutzung des Autos für den Weg zum Briefkasten in der Nähe.

Das normale Altern können wir nicht verhindern. Aber es liegt doch in hohem Maße in unserer Hand, ob wir die „späten Jahre" in körperlicher und seelischer Ausgeglichenheit verleben oder die Zunahme an Jahren auch mit zunehmenden Leiden bezahlen müssen. Die Grundlagen zu ernsten Gesundheitsstörungen und Krankheiten werden jedenfalls schon in frühen Jahren gelegt. Dabei sind es vor allem die ernährungsabhängigen Krankheiten, die zu vorzeitigem Altern führen. Deshalb kann eine gesunde Lebensweise, wozu auch eine vollwertige Ernährung gehört, nicht früh genug beginnen.

ostformen bei ernährungsbedingten Krankheiten

rankheit	Kostform	Nahrungsmittelzusätze
munschwäche llergische Krankheiten	Ovo-lacto-vegetabile Kost, vegane Kost	Bei veganer Kost je nach Ausfall der Allergietests
rebs (alle Formen)	Vegane Kost, ovo-lacto-vegetabile Kost (Nahrungs-mittelallergien testen)	Vitamine A, E, C, B-Komplex, D3, B12, Selen und Enzyme
ostata- und asenleiden	Vegane Kost, lacto-vegane Kost	Wie unter Krebs und soweit Mängel nachweisbar
erz-Kreislauf-rkrankungen	Vegane Kost	Vitamine A, D3, B12 je nach Ausfall der Laborwerte
ugenerkrankungen	Ovo-lacto-vegetabile Kost, ausgewogene vegane Kost	Vitamine A, E und C
nterzuckerungs-ıstände	Ovo-lacto-vegetabile Kost (Blutzuckerkontrollen sind erforderlich!)	Wenn Laborwerte Mängel nachweisen: Vitamin A, C, D, Kalzium, Magnesium und Phosphor
ıfektionskrankheiten	Ovo-lacto-vegetabile Kost, wenn keine Nahrungsmittel-allergien nachweisbar sind	Vitamin C, 1000mg täglich am besten als Acerola-Lutsch-tabletten (2 Tabl. = 1000mg)
steoporose	Ovo-lacto-vegetabile Vollkost, vegane Kost mit Ergänzungen möglich	Vitamin D3, Lebertran, Vitamin C, E, bei Vegankost auch Vitamin D3 und B12
rkrankungen der tmungsorgane	Vegane Kost, wenn eine Kuhmilchallergie oder Milchzucker-Unverträglich-keit besteht	Vitamin A, D3 und B12, je nach Laborwerten

→

Blutbildungsstörungen	Ovo-lacto-vegetabile Kost mit 50% Frischkost (Rohkost)	Je nach Laborbefund: Eisen, Folsäure, Vitamin B12, C
Faserstoff-Mangel-erkrankungen	Vegane Kost	Vitamine A, E, D3 u. B12 je nach Ausfall der Laborwerte
Alterserkrankungen	Ovo-lacto-vegetabile Kost, vegane Kost	Bei veganer Kost sind Zusätz erforderlich von Vitamin D, C, B12 sowie Jod und Selen

3.13 Eigenverantwortung entscheidet

Im allgemeinen sind wir in Ernährungsfragen zu passiv und werden uns zuwenig bewußt, daß wir für unsere Krankheiten selbst die Verantwortung tragen. Ohne eine aktive Mitarbeit sowohl in der Krankheitsvorbeugung wie in der Behandlung von Krankheiten geht es nicht. Die eigene Verantwortlichkeit spielt eine ganz wichtige Rolle, wenn wir nicht zu einer sozialen oder familiären Belastung werden wollen. Alle Krankenversicherungszweige messen heute der Eigenverantwortlichkeit die größte Bedeutung bei.

Die moderne Medizin entdeckt heute wieder die Heilkraft der natürlichen Nahrungsmittel. Es liegt an uns, diese Signale in uns geistig zu verarbeiten und dann in unser alltägliches Handeln umzusetzen. Die fortschrittliche, chancenreiche, natürliche, vegetarische Ernährungsform sollte in unseren Industrieländern, besonders in Europa und Nordamerika, die *überholte klassische Ernährungsweise* ablösen.

Betrachten wir die vegetarische Kostform fortan als „das Normale", dann gewinnen wir Lust und Freude an neuen Rezepten, Küchen- und Feinschmeckerideen. Die Gründe für dieses neue Handeln sind überzeugend und begeisternd. Wir brauchen den Durchbruch zu einem neuen Denken.

Was wäre, wenn unsere ganze Bevölkerung intensiv und nachhaltig vegan leben würde und sich Genügsamkeit als Lebensstil entwikkelte? Das würde zu ungeheuren ökonomischen Folgen für die gesamte Volkswirtschaft unseres Landes und schließlich der ganzen Weltwirtschaft führen. Ich nenne nur einige dieser möglichen Konsequenzen:

– Die Zahl der Arbeitsplätze würde schrumpfen.
– Die Stabilität der immer wieder mit Stolz verkündeten sozialen Errungenschaften würde in Frage gestellt.
– Die Gleichberechtigung der Frau wäre gefährdet, und sie wäre wieder an Heim und Herd gebunden.
– Die gesamte Landwirtschaft müßte umstrukturiert werden, weil ja die gesamte Fleisch-, Milch- und Eierproduktion entfiele. Das hieße aber, daß wir einer neuen Vision vom Wirtschaften bedürften, da die bisherige Wirtschaftsstruktur verloren ginge.

Wenn man die notwendigen Veränderungen zu Ende denkt, wäre eine Evolution, wenn nicht sogar eine Revolution, im Denken und Handeln erforderlich. Das wäre wiederum nur möglich, wenn jedermann ein Vorbild der Genügsamkeit würde und – einen großen Teil der Eigeninteressen zurückstellend – an einer vorausschauenden Verkehrs-, Wohnungsbau- und Wirtschaftsförderungspolitik in jeder möglichen Form teilnehmen würde. Luxus ist dabei am wenigsten gefragt. Ethische Gesichtspunkte sind dann eine unabdingbare Voraussetzung. Aber das geht zu weit. Bleiben wir auf unserer krisengeschüttelten Erde.

Der ehemalige Bonner Umweltminister war schon auf dem richtigen Weg, als er sagte: „Handle so, daß die Konsequenzen deines Tuns die Möglichkeit eines lebenswerten Lebens (für alle, möchte ich – der Verfasser – ergänzend hinzufügen) auf der Erde nicht in Frage stellen." Die privilegierte Minderheit müßte die Erkenntnis bekommen, daß sie zuallererst selbst ihren Lebensstil verändern und Vorbild sein müßte.

Doch auch zum praktischen Sinn muß noch etwas gesagt werden. Kann man es verantworten, die vegane Kost allgemein zu empfehlen? Sie kann ideal sein. Es ist ohne weiteres möglich, ohne tierische Produkte die notwendigen Energielieferanten zuzuführen. Es bleiben aber doch einige Lücken in der Versorgung mit den *Funktionsstoffen*, z. B. Vitamin D3, Vitamin B12 und oftmals auch Eisen und Selen.

Weiterhin muß die *Eiweißversorgung* wohl überlegt sein, um das volle Spektrum der notwendigen Aminosäuren zu gewährleisten. Durch Kombinationen mehrerer pflanzlicher Eiweißspender ist es aber sehr gut möglich.

Veganernährung setzt also gute Kenntnisse in und großes Interesse an Ernährungsfragen voraus. Nicht jede Hausfrau hat dafür die nötige Zeit oder das nötige Interesse.

„Besondere Bedenken für eine rein vegane Kost bestehen bei Schwangeren, Stillenden, Säuglingen, vor allem wenn sie nicht gestillt werden, und Kleinkindern. Durch den Verzicht auf sämtliche vom Tier stammende Lebensmittel kann ein Mangel an Eiweiß, Vitamin B12, Jod, Calcium und Eisen auftreten." (aus: AID Verbraucherdienst-Information 1994)

Weiter ist zu bedenken, daß ein großer Teil der Kinder und Jugendlichen selten alles und auch noch in der richtigen Menge ißt, was auf den Tisch gestellt wird. Hier beginnen dann die Mängel bei vegan ernährten Kindern, welche durch die ovo-lacto-vegetabile Kost eher ausgeglichen werden.

Von erheblicher Bedeutung ist auch die *Kostenfrage*. Es müßte möglich sein, die Kost aus den in unserer Klimazone wachsenden Obst-, Gemüse-, Salat-, Getreide-, Nüsse-, Samen- und Hülsenfruchtsorten zusammenzustellen, damit die Kosten für den Durchschnittsverdiener erträglich sind. Aber erst Nüsse, Samen, Hülsenfrüchte und Früchte aus tropischen Ländern machen den Speisezettel der Vegankost vollständig.

Zur Veganernährung gehört zweifellos auch der Gebrauch von *biologisch angebauten Vegetabilien*, die im Einkauf oft erheblich teurer sind als die allgemein angebotenen Nahrungsmittel. Der eigene Obst- und Gemüsegarten ist dann natürlich von hohem Wert.

Wer exakt vegan leben will, darf an den Ausgaben für die notwendigen Lebensmittel und Speisenherstellung nicht sparen.

Bei Milch- und Eiallergie, die häufig festzustellen sind, kommt natürlich die vegane Kost nur dann in Frage, wenn eine gleichzeitige Sojaallergie ausgeschlossen ist.

Die ovo-lacto-vegetabile Kost ist für den größten Teil der Menschen eine sehr gute und gesunde Dauerkost, wenn die Menge an Milch und Milchprodukten sowie an Eiern im richtigen Maße in den Speisezettel eingebaut und auf Vollkornprodukte und genügend Frischkost und Gemüse geachtet wird.

Ich möchte die *vegane Kost* nicht als Muster einer europäischen Durchschnittsnahrung verstanden wissen, sondern als *ausgezeichnete Heilkost* für eine Reihe von Krankheiten, wenn sie mit Vorbedacht und gutem Wissen über vollwertige Lebensmittel und ihre praktische Verwendung angewendet wird. Natürlich ist es auch für jeden anscheinend gesunden Menschen zur Krankheitsvorbeugung sehr zu empfehlen, wöchentlich wenigstens einen reinen Vegankost-Tag oder gelegentlich eine Vegankost-Woche durchzuführen. Es kann zu einem Erlebnis werden.

4 Rezeptvorschläge für die vegane Küche

Einleitung

Im Rahmen der veganen Kost wurde festgelegt und auch erläutert, welche Nahrungsmittel gemieden und welche bevorzugt werden müssen. Eine vegane Ernährung durchzuführen, erfordert einen persönlichen Entschluß. Sie bedarf nicht nur einer vernünftigen Überlegung, es muß auch eine innere Überzeugung zugrunde liegen.

Vegankost ist eine sehr strenge Form der vegetarischen Ernährung, deren Begründung erörtert wurde. Sicher werden sich viele Menschen aus besonderen Beweggründen dafür entscheiden. Ich möchte hier aber betonen, daß jede Einseitigkeit und jeder Fanatismus fehl am Platze ist. Der Hauptbeweggrund zu dieser Kostform muß die Gesunderhaltung und der Gebrauch dieser Ernährung als natürliches Heilmittel für eine Reihe von Krankheiten sein. Diese wurden im zweiten Teil des Buches beschrieben. Die im dritten Teil dargebotenen Rezepte sind Vollwertrezepte. Die Wertigkeit der Hauptenergielieferanten, Eiweiß, Fett und Kohlenhydrate, wurden berechnet und bei jedem Rezept vermerkt. Da die Rezepte jeweils für vier Personen bemessen sind, beziehen sich auch die Nährwertangaben auf vier Personen.

Bei einem Teil der Rezepte habe ich die Inhaltsstoffe der Zutaten ermittelt, soweit das überhaupt möglich ist. Bei dieser Arbeit fand hauptsächlich die neueste Ausgabe des umfangreichen Werkes „Die Zusammensetzung der Lebensmittel-Nährwerttabellen" von Souci, Fachmann und Kraut Verwendung. [71]

Die Zusammenstellung umfaßt die gesamten Werte einer aus drei Mahlzeiten bestehenden veganen Tageskost, also einer Kost ohne alle

---

[71] Souci, Fachmann, Kraut, 5. Auflage, medpharm, Scientific Publishers, Stuttgart 1994

Tierprodukte. Es ergab sich, daß die erforderlichen Mengen an Hauptnährstoffen ohne Schwierigkeiten erreicht werden. Das gilt besonders für das viel diskutierte Eiweiß. Bei den Mineral- und Spurenelementen traten einige Versorgungslücken auf, z. B. bei Kalzium, Zink, Jod, Kobald und Selen. Bei den Vitaminen fehlte es vollständig an Vitamin B12 und D, teilweise auch an Vitamin E und A.

Im ganzen gesehen wurden die erforderlichen Tagesmengen ohne große Schwierigkeiten erreicht. Nahrungsmittelzusätze an Vitamin B12, Vitamin D, E und A sowie bei den Mineralien Kalzium Zink, Jod und Selen müssen aber unter etwa vierteljährlichen Blutkontrollen zusätzlich verabreicht werden. Die Menge der Zusätze sollte immer unter ärztlicher Kontrolle bleiben.

Die folgenden Rezepte stellen keine starren Vorschriften dar. Sie sind vielmehr Beispiele und Anregungen zur eigenen Nahrungszusammenstellung. Im ganzen sind sie einfach gehalten und von jeder Hausfrau leicht nachzukochen. Geschmacklich und inhaltlich können sie ohne weiteres variiert werden. Selbstverständlich lassen sich diese Vegan-Rezepte auch zu ovo-lacto-vegetabilen Rezepten umgestalten, falls es bei allergischen Reaktionen gegen pflanzliche Nahrungsmittel, z. B. gegen Soja, notwendig wird oder wenn man auf die Nahrungsmittelzusätze verzichten möchte.

Unsere Mahlzeiten machen Freude, wenn sie während des Essens nicht analysiert, sondern mit frohem Gemüt und einem dankbaren Herzen aufgenommen werden. Essen ist nicht alles, aber alles ist nichts ohne freudige Nahrungsaufnahme, denn auch die seelisch-geistigen Aspekte spielen für den Ernährungsbereich eine große und wichtige Rolle.

4.1 Rezepte

Zusammengestellt und ausprobiert von Elke Wander, Gesundheitsberaterin
Alle Nährstoffangaben sind Circa-Angaben, da die Inhalte der einzelnen Vegetabilien Abweichungen aufweisen. Sie gelten jeweils für das Gesamtrezept (außer bei Granola) und müssen durch vier geteilt werden, wenn man pro Person rechnet.

Die Abkürzungen bedeuten:

E = Eiweiß
F = Fett
Kh = Kohlenhydrate
Kal = Kilokalorien

Frühstücksrezepte

Granola

E 12g, F 12g, Kh 42g, Kal 272 (pro Portion = 100g)

1kg	Haferflocken (1/2 feine, 1/2 grobe)
100g	Cornflakes
1/2 Tasse	Mandeln (70g)
1/2 Tasse	Cashewnüsse (60g) oder Haselnüsse
1/2 Tasse	Sonnenblumenkerne (60g)
1/2 Tasse	Sesamsamen, ungeschält (70g)
1/2 Tasse	Weizenkeime (50g)
1 Tasse	Kokosraspeln (90g)
2 Tassen	Datteln (400g) oder je 1 Tasse Datteln und Rosinen
2 reife	Bananen
1/2 Tl.	Salz
1/2 Tl.	echte Bourbon-Vanille
1 1/2–2	Tassen Wasser (400–450ml)

Die Nüsse und Samen im Mixer oder in der Moulinette mixen (grob oder fein – je nach Geschmack). Mit Haferflocken und Kokosraspeln in einer großen Schüssel mischen.

Datteln mit ca. 300ml warmem Wasser zu Mus mixen, dann Gewürze, Bananen und restliches Wasser hinzufügen und weitermixen.

Die Creme über die Haferflockenmischung verteilen. Mit den Händen gründlich durcharbeiten, so daß alles gut durchfeuchtet, aber nicht naß ist. Die Haferflockenmischung wie Streusel auf 3 Backbleche verteilen (höchstens 2–3cm dick).

Bei 120–140°C ca. 1 Stunde im Backofen (am besten Umluftofen) rösten. Zwischendurch ab und zu umrühren!

Wenn die Mischung goldgelb ist, den Ofen abschalten. Nach dem Abkühlen in einen luftdichten Behälter füllen.

Nach Belieben mit Rosinen mischen, heiße Sojamilch, Fruchtmilch oder auch Orangensaft darübergießen und genießen.

Das Rezept ergibt ca. 18 Portionen zu je 100g. Dieses Granola hält sich ca. vier Wochen und eignet sich sehr gut als Proviant auf Reisen.

Frühstücks-Getreidegericht

E 51g, F 17g, Kh 410g, Kal 1996

300g	Vollreis, Nackthafer oder 270g Hirse
1/4 Tl.	Salz
700ml	Wasser

Getreide mit Wasser und Salz am Abend aufkochen lassen und mit geschlossenem Deckel auf der Herdplatte über Nacht stehen lassen.
Am Morgen noch 200ml Soja-Drink (gesüßt) oder eine Nußmilch dazugeben und etwa 10 Minuten kochen lassen. Nach Geschmack mit Rosinen und 1 Eßl. Mandelmus verfeinern.
(Man kann das Getreide auch morgens etwa 1 Std. [bei Hirse 45 Minuten] kochen lassen.)
Es kann Obst oder Obstsalat, je nach Jahreszeit, zum Getreide serviert werden, ebenso eine beliebige Milch oder ein Milchshake.

Nußmus selbstgemacht

E 39g, F 183g, Kh 32g, Kal 1932

Nüsse im Backofen gut trocknen! Mindestens 20 Minuten lang bei 120° C.
300–350g warme Nüsse in den Mixer geben (auf das laufende Messer schütten) und so lange auf voller Leistung mixen, bis eine cremige Konsistenz erreicht ist. Dabei mit dem Teigschaber vorsichtig das Nußpüree von der Seite zur Mitte schieben.
Achtung: Der Mixer muß über 400 Watt haben!

Caromanda – Aufstrich

E 33g, F 82g, Kh 120g, Kal 1352

150g	Mandeln, gemahlen
150g	Datteln, püriert mit ca. 100ml Wasser
2 El.	Carobpulver (20g)
1/2 Tl.	echte Bourbon-Vanille

Alles gut mixen. Schmeckt als Brotaufstrich, zu Waffeln, Eiscreme, als Cakesüberzug etc. Im Kühlschrank aufbewahren.

Haselnuß – Nougat

E 27g, F 12g, Kh 112g, Kal 1656

200g	Haselnüsse (evtl. geröstet)
3 El.	Carobpulver
4–6 El.	Blütenhonig
	etwas Wasser

Nüsse sehr fein mahlen und mit den restlichen Zutaten mit einem Handmixer gut durchkneten. Im Kühlschrank aufbewahren.

Korinthen – Aufstrich

E 12g, F 11g, Kh 124, Kal 576

150g	Korinthen
2–3 El.	Zitronensaft
1 El.	Mandelmus
ca. 100ml	Wasser

Alles gut mixen und im Kühlschrank aufbewahren.

Mittagsrezepte

Kichererbsen-Reis-Suppe
(für 6 Personen)

E 90g, F 17g, Kh 344g, Kal 1900

350g	Kichererbsen, gekeimt (1 Tasse roh)
1 Tasse	Vollreis (200g)
1 große	Zwiebel, gehackt (ca. 100g)
1 Zehe	Knoblauch
4	Möhren, gescheibelt (ca. 300g)
2	Frühlingszwiebeln (ca. 50g)
1 Bund	Petersilie
2 Stück	Gemüsebrühwürfel (z. B. Cenovis o. ä.)
1 Tl.	Kräutersalz oder Jodsalz nach Geschmack
ca. 1 1/2 Liter	Wasser
	evtl. etwas Schrot zum Binden

Zunächst den Vollreis in einem großen Topf mit Wasser aufsetzen. Nach ca. 20 Minuten Garzeit die gekeimten Kichererbsen, Zwiebel, Knoblauch und die Brühwürfel, nach weiteren ca. 20 Minuten die Möhren und evtl. die Frühlingszwiebeln dazugeben.
Alles zusammen garen. Evtl. mit etwas Schrot abbinden. Mit Kräutersalz o. ä. abschmecken.
Zum Schluß die gehackte Petersilie zufügen und dann aber nicht mehr kochen lassen (sonst Vitaminverlust).

Quinoa-Gemüse-Suppe

E 25g, F 6g, Kh 104g, Kal 570

170g	Quinoa-Getreide (erhältlich im Reformhaus)
1,5 l	Wasser
2 Stück	Gemüsebrühwürfel (z. B. von Cenovis)
	oder 2 Eßl. Würzofix
ca. 400g	Suppengemüse aus dem Tiefkühlfach
1/2 Tl.	Jodsalz
1–2 El.	Kelpamare (Kräutersalz)
einige El.	Gartenkräuter, nach Belieben frisch od. tiefgekühlt

Quinoa waschen und mit Wasser und Brühwürfel 20 Minuten kochen lassen, dann das Suppengemüse dazugeben und weitere 15 Minuten garen.

Mit den Gewürzen abschmecken und zum Schluß die Gartenkräuter obenauf streuen.

Linsensprossen-Grünkern-Auflauf

E 53g, F 50g, Kh 206g, Kal 1488

200g	Grünkern, ganz oder grob geschrotet
1/2 l	Gemüsebrühe
1	Lorbeerblatt
2 große	Zwiebeln (ca. 200g)
400g	Gemüse der Jahreszeit (z. B. Blumenkohl od. Broccoli u. Möhren)
3 Tassen	Linsensprossen (180g = 1 Tasse trockene Linsen)
2 Stück	Knoblauchzehen, gepreßt
1 Bund	Petersilie, fein gehackt
3 geh. El.	Hirsemehl (30g)
3 geh. El	Cashewmus (ca. 100g)
1 Tl.	Kräutersalz
1 Tl.	Würzofix
1 Tl.	Endoferm
1 Tl.	Majoran (oder frische Gartenkräuter)

1. Grünkern waschen und über Nacht in der Gemüsebrühe einweichen. Wer keine ganzen Körner verwenden möchte, schrotet den Grünkern recht grob und weicht mit etwas mehr Wasser ein. Dann das Getreide mit den obersten Zutaten aufkochen und ca. 15 Minuten auf kleiner Flamme aufquellen lassen.
2. Das Gemüse mundgerecht zerkleinern. Die etwa 3 Tage lang gekeimten Linsensprossen noch einmal gründlich abspülen. Das Cashewmus mit 120ml Wasser und den Gewürzen mixen. Alle Zutaten mit dem abgekühlten Getreide vermischen und abschmecken.
3. Die Auflaufmasse in eine gefettete Form füllen, abdecken und bei 200–220°C ca. 40 Minuten backen.

Hirseauflauf

E 37g, F 12g, Kh 205g, Kal 1076

250g	Hirse
650ml	Wasser
1 Tl.	Kräutersalz o.ä.
ca. 350g	Möhren
ca. 350g	Porree
1 Tl.	Basilikum
1/4 Tl.	Rosmarin, gemahlen
1/2 Tl.	Paprika, edelsüß
1/2 Tl.	Kräutersalz
1/2 Tl.	Jodsalz
1/2 Bund	Petersilie, frisch oder tiefgekühlt
ca. 150ml	Soja-Drink od. „Mandelsahne" (= 2 El. Mandel-mus mit Wasser angerührt)

Die Hirse in Wasser und Kräutersalz weichkochen. Das Gemüse scheibeln und in wenig Wasser dünsten. Hirse u. Gemüse miteinander vermengen, den Soja-Drink mit den Gewürzen verrühren und daruntergeben.
Das Gemisch in eine gefettete Auflaufform füllen und Vollkornsemmelmehl darüberstreuen.
Bei 180–200°C ca. 45 Minuten backen.

Reissalat

E 33g, F 9g, Kh 306g, Kal 1436

400g	Reis
1/2 l	Wasser
1 Tl.	Salz
1 größere	Stange Porree
4 größere	Möhren
1 Stück	Kohlrabi
	Erbsen oder Mais nach Belieben (wer möchte, nimmt einfach andere Gemüsesorten)

Den Reis mit Wasser und Salz auf kleiner Stufe 1 Stunde kochen, dann auskühlen lassen. Inzwischen das Gemüse in Würfel bzw. dünne Scheiben schneiden und mit wenig Wasser dünsten. Den Reis und das Gemüse mischen. Mit Tofu-Mayonnaise „Balkan-Art" vermengen und durchziehen lassen.

Tofu-Mayonnaise „Balkan-Art"

E 31g, F 40g, Kh 5g, Kal 388

250g	Tofu
ca. 200ml	Gemüsebrühe
2 El.	Öl
2 El.	Zitronensaft
2–3 El.	„Kelpamare"
1–2 El.	Tomatenmark
1/2 Tl.	Zwiebelpulver
1/4 Tl.	Kurkuma
1/4 Tl.	Paprika
1/2 Tl.	Kräutersalz „Herbamare"

Alle Zutaten im Mixer zu einer feinen Mayonnaise mixen.
Eignet sich gut zur Herstellung von Reissalat, auf Pizza oder Zwiebeltorte.

Zucchinigemüse

E 9g, F 6g, Kh 21g, Kal 441

ca. 1kg	Zucchini
200g	Zwiebeln
2 El.	Öl oder 4 El. Wasser

Für die Soße:

E 21g, F 28g, Kh 36g, Kal 489

2 El.	Cashewmus oder Mandelmus
1 El.	Sesammus
2 geh. El.	Hirsemehl o. ä.
1 Tl.	Kräutersalz „Herbamare"
1 Tl.	Jodsalz
1 El.	Kelpamare
1 Tl.	Zitronensaft
1/2 Tl.	Paprikapulver edelsüß

Zucchini und Zwiebeln würfeln. Öl oder Wasser in der Pfanne erhitzen, die Zwiebeln darin andünsten. Zucchini dazugeben und ca. 15 Minuten garen lassen.
Nußmus und etwas heißes Wasser in einer Tasse mit einem Schneebesen zu „Sahne" verrühren und mit den Gewürzen und etwas Mehl zum Gemüse geben. Nur noch einmal kurz aufkochen lassen und abschmecken.

Linsen-Gemüse

E 94g, F 21g, Kh 188g, Kal 1317

350g	braune, gelbe od. rote Linsen
ca. 700ml	Wasser
2 Stück	Gemüsebrühwürfel
4 Stück	Frühlingszwiebeln
evtl. 1 große	Knoblauchzehe
1/2 Tl.	Jodsalz
1/2 El.	Kelpamare
3 Stück	Zwiebeln (ca. 200g)
2 El.	Cashew- oder Mandelmus
evtl. etwas	Hafer-Instant-Flocken o. ä. zum Andicken

Linsen über Nacht oder mindestens 4 Stunden einweichen, abgießen und mit den Brühwürfeln, Knoblauch und Frühlingszwiebeln in ca. 10 Minuten garkochen.

Inzwischen die Zwiebeln in etwas Fett leicht bräunen und zu den Linsen geben. Das Nußmus mit den Instant-Flocken und etwas Wasser anrühren und zu den Linsen geben. Kurz aufkochen lassen und mit Salz und Kelpamare abschmecken.

Gemüse in Tomatensoße

E 37g, F 27g, Kh 79g, Kal 707

1 große	Zwiebel oder Gemüsezwiebel
2 Stück	Paprika (rot und gelb)
1 mittelgroße	Aubergine
ca. 400ml	Tomatensaft
evtl. 1 kleine	Dose Kidney-Bohnen
1 El.	Tomatenmark
1 El.	Kelpamare
1 Tl.	Kräutersalz
1 Tl.	Würzofix
1 Tl.	Oregano
1 Tl.	Majoran o.a.
evtl. etwas	Knoblauchpulver
2 El.	Cashewnußmus
etwas	Schrot oder Schmelzflocken zum Andicken

Das Gemüse würfeln und im Tomatensaft garen. Die Kidney-Bohnen kurz vor Schluß dazugeben, dann andicken, würzen.
Cashewnußmus mit etwas warmem Wasser anrühren, dazugeben und abschmecken.
Verwendung: Zu Vollkornnudeln oder Nudelauflauf.

Champignon-Porree-Gulasch

E 19g, F 45g, Kh 16g, Kal 594

250g	Champignons
1 Stück	Zwiebel
1 Stange	Porree
2 El.	Öl
1/2 l	Gemüsebrühe
1 El.	Zitronensaft
1/4–1/2 Tl.	Koriander, gemahlen
ca. 1 Tl.	Kräutersalz „Herbamare"
2 El.	Cashewnußmus
ca. 4 El.	Vollkornmehl zum Andicken

Zwiebel hacken, Champignons und Porree in Scheiben schneiden und in Öl leicht anbräunen. Mit der Brühe ablöschen und ca. 15 Minuten garen lassen.

Gewürze, Mehl und Cashewmus in etwas Wasser anrühren, dazugeben und noch einmal aufkochen lassen. Abschmecken.

Dieses „Gulasch" schmeckt zu Kartoffeln und Reis.

Goldene Soße

E 16g, F 25g, Kh 38g, Kal 441

1 große	Zwiebel
2 mittelgroße	Möhren
2 mittelgroße	Kartoffeln oder 4 El. Haferflocken
ca. 350ml	Wasser
2 El.	Cashewnußmus
1/2 Tl.	Kräutersalz „Herbamare"
1/2 Tl.	Jodsalz
1/2 Tl.	Würzofix
1 El.	Zitronensaft
etwas	Petersilie oder andere Gartenkräuter

Zwiebel, Möhren und evtl. die Kartoffeln würfeln und in dem Wasser garen.

Dann das gegarte Gemüse mit dem Cashewmus (oder Mandelmus), evtl. den Haferflocken und den Gewürzen im Mixer zu einer Creme mixen. Diese wieder zurück in den Topf geben und noch einmal aufkochen lassen.

Zuletzt mit Petersilie oder anderen Gartenkräutern abschmecken.

Verwendung: Schmeckt gut zu Blumenkohl, Broccoli, gebackenen Kartoffeln oder Pellkartoffeln.

Tofugulasch

E 34g, F 32g, Kh 14g, Kal 457

250g	Tofu
200g	Zwiebeln
4 Zehen	Knoblauch
1–2 Stangen	Frühlingszwiebeln
2 Tl.	Kräutersalz „Herbamare"
2 El.	Kelpamare (oder Sojasoße)
2 El.	Öl oder 60ml Wasser

Tofu in Würfel schneiden, mit den Gewürzen mischen und einige Zeit abgedeckt stehen lassen. Zwiebeln würfeln, Knoblauch hacken und in Öl oder Wasser andünsten. Dann die Tofuwürfel dazugeben und alles 15–20 Minuten garen lassen.

5 Minuten vor Ende der Garzeit die feingeschnittenen Frühlingszwiebeln dazugeben.

Schmeckt gut in Salaten, in Gemüse oder als Beilage zu Getreidegerichten und läßt sich auch gut einfrieren.

Gebratener Tofu in Würzpanade

E 60g, F 33g, Kh 30g, Kal 657

500g	Tofu
Gewürzmischung:	
2 Tl.	Kräutersalz
1 Tl.	Würzofix
1/2 Tl.	Paprika
1 Prise	Muskat
Panade:	
50g	Paniermehl
20g	Sesamsamen
20g	Cornflakes, zerkleinert
2 El.	Hefeflocken
1/2 Tl.	Paprika

Tofu in Scheiben schneiden.
Gewürzmischung zubereiten und die Tofuscheiben reichlich damit bestreuen und abdecken. Die Gewürze sollten einige Stunden einwirken können. Dann die Tofuscheiben in der Panade wenden.
Bei mittlerer Hitze in einer guten Pfanne mit wenig Fett von beiden Seiten goldgelb braten.

Tofu-Reis-Häufchen

E 51g, F32g, Kh 167g, Kal 1160

250g	Tofu
80g	Walnüsse
200g	Vollreis, gekocht
150g	Möhren
1 mittelgroße	Zwiebel
1 El.	Kelpamare
1–2 Tl.	Würzofix
ca. 1 Tl.	Kräutersalz „Herbamare"
2–3 El.	veg. Pastete
	evtl. Reisknusperflocken

Tofu mit einer Gabel oder den Händen fein zerbröseln, Walnüsse in einer Moulinette o. ä. mahlen, die Möhren feinreiben, die Zwiebeln feinhacken.

Alle Zutaten mischen und gut miteinander verarbeiten, dann abschmecken. Wenn der Teig zu weich ist, Reisknusperflocken hinzufügen.

Mit einem Teelöffel etwa walnußgroße Häufchen auf ein mit Backpapier belegtes Blech legen.

Bei 180°C ca. 30 Minuten im Backofen backen. (Etwas aufpassen, daß die Häufchen nicht zu braun werden.)

Sie eignen sich als Beigabe zu Suppen, Soßen, Hauptgerichten und Salaten.

Hirse-Bratlinge

E 71g, F 33g, Kh 268g, Kal 1653

300g	Hirse, gekocht
60g	Weizenkeime
50g	Haferflocken
ca. 70ml	Soja-Drink od. Wasser
2 Stück	Zwiebeln
2–3 Zehen	Knoblauch
2–3 El.	Hefeflocken
1 Tl.	Majoran
2 El.	Kelpamare
1 Tl.	Würzofix
1/2–1 Tl.	Kräutersalz „Herbamare"
1/2 Tl.	Jodsalz
2 El.	Mandelmus oder Cashewnußmus

Zwiebeln hacken, Knoblauch pressen und alle Zutaten gut vermischen und abschmecken.

Flache Bratlinge formen und mit etwas Paniermehl panieren.

In der Pfanne mit wenig Fett backen.

Man kann die Bratlinge auch im Ofen auf einem Blech backen oder noch einfacher: Die Masse in eine flache Auflaufform geben und im Ofen bei 180–200°C ca. 45 Minuten backen.

Walnußbratlinge

E 51g, F 84g, Kh 110g, Kal 1396

100g	Walnüsse, zerkleinert
100g	Haferflocken, fein
100g	Brotkrumen/Grahampaniermehl
150g	Zwiebeln, gedünstet
150g	Lauch, gedünstet
200–230ml	Wasser
1 El.	Cashewnüsse/Cashewmus
2–3 El.	Sojasoße/„Kelpamare"
1/2 Tl.	Salz

Heißes Wasser, Cashewnüsse und Gewürze im Mixer mixen. Alle Zutaten in einer Schüssel mischen. Bei Bedarf noch heißes Wasser zugeben.
Bratlinge formen, in Paniermehl wälzen und bei mittlerer Hitze braten.

Haselnußbraten

E 28g, F 65g, Kh 125g, Kal 1197

100g	Haselnüsse
100g	Vollkornbrot
150g	Zwiebeln (2–3)
60g	Reisknusperflocken o.ä.
2 El.	Hirsemehl
ca. 300ml	Wasser
1 Tl.	Würzofix
1 El.	Kelpamare
ca. 1/2 Tl.	Kräutersalz „Herbamare"
1/4 Tl.	Curcuma

Nüsse mahlen, Brot zu Krumen mahlen, Zwiebeln in feine Würfel hacken.
Alle Zutaten gut vermischen, abschmecken und in eine längliche, flache Auflaufform füllen.
Im Backofen bei 180–200°C ca. 45 Minuten backen.
Tip: Der Braten läßt sich gut einfrieren und schmeckt auch auf Brot.

Pizzaboden

E 58g, F 30g, Kh 315g, Kal 1762

1/4 Würfel	Hefe in
150ml	warmem Wasser und
1 Tl.	Honig ansetzen und 15 Min. stehen lassen
300g	Weizenvollkornmehl
200g	Weizenmehl (Type 1050)
ca. 250ml	warmes Wasser
2 El.	Öl
1 Tl.	Salz
1 Tl.	Kümmel, gemahlen

Aus den Zutaten einen Hefeteig herstellen, aufgehen lassen, auf einem Blech ausrollen und noch einmal kurz aufgehen lassen. Nun evtl. 10 Minuten vorbacken.
Dann nach Geschmack und Fantasie belegen. Obendrauf Cashew-käse gießen.

Brotaufstrichrezepte

Tofu-Schnittlauch-Quark

E 37g, F 38g, Kh 7g, Kal 516

250g	Tofu
etwas	Soja-Drink, ungesüßt
1–2 El.	Mandel- oder Cashewmus
2 El.	Zitronensaft
1 Tl.	Kelpamare
1 Tl.	Kräutersalz „Trocomare"
1 Bund	frischen Schnittlauch, feingeschnitten

Tofu in der Moulinette oder mit einem Mixstab pürieren.
In einer Schüssel mit soviel Soja-Drink verrühren, bis der Käse eine streichfähige Konsistenz bekommt. Die übrigen Zutaten dazurühren und abschmecken.
(Kinder essen diesen Quark auch gerne mit ganz feingeschnittener roter Paprika.)

Cashewkäse

E 32g, F 62g, Kh 55g, Kal 915

3/4 Tasse	Cashewnüsse (110g)
1/4 Tasse	Sesamsamen (3 El.)
2 Tassen	Wasser (460ml)
1 Schote	rote Paprika
3 El.	Hefeflocken
1–2 Stück	Zwiebeln (ca. 80–100g) oder
1 Tl.	Zwiebelpulver
1–2 Zehen	Knoblauch oder etwas Pulver
1 Tl.	Würzofix
ca. 1 Tl.	Kräutersalz „Herbamare" oder „Trocomare"
evtl. 1/2 Tl.	Jodsalz
2–3 El.	Zitronensaft
2 Tl.	Dill, frisch oder getrocknet
3 Tl.	Agar-Agar

Als erstes die Cashewnüsse und Sesamsamen mit wenig Wasser im Mixer sehr fein pürieren. Dann die anderen Zutaten (außer Zitronensaft, Dill und Zwiebeln) mitmixen. (Die Zwiebeln dürfen nur ganz kurz mitgemixt werden, sonst wird die Masse bitter.)

Zum Schluß die restlichen Zutaten dazugeben, kurz mixen und abschmecken.

Die Masse mit dem Agar-Agar in einen Topf geben, unter ständigem Rühren mit einem Schneebesen gut aufkochen lassen.

In eine Form füllen und erkalten lassen.

Der „Käse" läßt sich gut stürzen, in Scheiben schneiden und garnieren.

Wenn man die Masse kochend heiß in ein Vakuumglas (Schraubglas) füllt und sofort zuschraubt, ist sie im Kühlschrank ca. 2–3 Wochen haltbar.

Der „Käse" eignet sich auch gut als Pizza-Belag (dann nur 1 Tl. Agar-Agar mit mixen).

Mandeltartar

E 39g, F 108g, Kh 25g, Kal 1228

200g	Mandeln
1 große	Zwiebel
1 Zehe	Knoblauch
1 Dose	Tomatenmark (etwa 150g)
ca. 1/2 Tl.	Salz
etwas	pflanzl. Würze (z. B. 1 El. Kelpamare)
etwas	Majoran, Estragon oder Pizza-Gewürz
etwas	Wasser

Zwiebeln und Knoblauch feinschneiden, in etwas Wasser und Würze dünsten.
Inzwischen die Mandeln im Mixer oder einer Moulinette mahlen und mit den übrigen Zutaten zu den Zwiebeln geben. Mit etwas Wasser verdünnen, bis die gewünschte Konsistenz erreicht ist und ein paar Minuten köcheln lassen. Erkalten lassen.
Schmeckt Kindern sehr gut.

Kichererbsenaufstrich (mild)

E 85g, F 30g, Kh 196g, Kal 1394

400g	gekochte Kichererbsen (2 Tassen)
2 El.	Sesammus (Tahini)
3 El.	Zitronensaft
2–3 Zehen	Knoblauch
1 El.	Petersilie, gehackt
1 Prise	Knoblauchsalz
1 Tl.	Kräutersalz „Herbamare"

Alles fein mixen in einer Moulinette oder einem Mixer.
Nach Bedarf Wasser hinzufügen (Kochwasser der Kichererbsen).
Abschmecken.

Kichererbsenaufstrich (rot)

E 53g, F 35g, Kh 93g, Kal 899

200g	Kichererbsen, gekocht
30g	Sesamsamen
30g	Cashewnüsse
150g	Zwiebeln (3 Stück)
3 Zehen	Knoblauch
1 Tl.	Kräutersalz „Trocomare"
1 Tl.	Würzofix
1–2 El.	Kelpamare
1/2	rote Paprika
etwas	Wasser oder Soja-Drink (ungesüßt)

Zwiebeln und Knoblauch feinhacken, in wenig Wasser dünsten, dann würzen.
Sesam und Cashewnüsse zuerst im Mixer mit etwas Sojamilch fein-mixen, dann alle anderen Zutaten dazugeben. Nach Bedarf Wasser oder Sojamilch hinzufügen. Abschmecken.
Im Kühlschrank aufbewahren (ca. 5–7 Tage haltbar).

Linsenbraten

E 131g, F 59g, Kh 261g, Kal 2108

2 Tassen (400g)	Linsen, gekocht (in Gemüsebrühe oder Tomatensaft)
1 Tasse (120g)	Sonnenblumenkerne, gemahlen
2 Scheiben	Vollkornbrot, zu Krumen mahlen
4 El.	Haferflocken

Alle Zutaten in einer Schüssel mischen.
Die Masse in eine ausgefettete längliche Auflaufform füllen.
Im Backofen bei 180–200°C ca. 30 Minuten backen.
Variation: Statt Sonnenblumenkerne Walnüsse nehmen – dann aber etwas weniger Gewürze.

Brotrezept

Mehrkorn-Vollkornbrot

E 240g, F 122g, Kh 1068, Kal 6334

600g	Weizen
300g	Gerste od. Roggen od. Dinkel od. Grünkern
300g	Hafer od. Haferflocken
500g	Weizenmehl, Type 1050
100g	Sonnenblumenkerne od. gemahlene Sesamsamen
4 El.	Leinsamen, gemahlen
3 Tl.	Salz
1,2l	Wasser
1/2–3/4	Würfel Hefe in
1 Tasse	warmem Wasser mit
1 Tl.	Ursüße oder Honig verrühren und
	ca. 15 Minuten stehen lassen (bis sie schäumt)

Das warme Wasser in eine Schüssel geben, die angesetzte Hefe dazu. Dann alle übrigen Zutaten vermischen und zunächst nur ca. 3/4 der Menge unterrühren bzw. kneten. Nach und nach die restliche Mehlmenge unterkneten (in der Maschine den ganzen Rest auf einmal), bis der Teig nicht mehr an den Händen klebt (bzw. an der Rührschüssel). Ca. 10 Minuten gut durchkneten. Den Teig an einem warmen Ort ca. 1 1/2 Stunden aufgehen lassen, bis er sich fast verdoppelt hat. Dann den aufgegangenen Teig nochmals gut durchkneten, evtl. etwas Mehl zufügen und in zwei oder drei gut ausgefettete Kastenformen füllen. Im Backofen bei 50–80°C noch einmal aufgehen lassen, bis er die Formen füllt.
Backzeit: ca. 1 bis 1 1/2 Stunden (je nach Ofen)
Temperatur: 1/2 Stunden bei 200°C, dann auf 180°C zurückschalten.
Das Brot soll gut durchgebacken sein, d.h., es muß hohl klingen, wenn man mit den Fingern auf die untere Seite klopft.
Tip: Wer krümelfreies Brot möchte, der weicht sein frischgemahlenes Mehl einige Stunden oder über Nacht mit ca. 3/4 der Wassermenge ein.

4.3 Einige praktische Tips zur veganen Küche

– Gute Vorratshaltung läßt zu häufige und zeitraubende Einkaufs-
touren vermeiden, z. B. Getreide in größeren Mengen direkt vom
Bauern holen.
– Nüsse in größeren Mengen um die Weihnachtszeit einkaufen
(weil sie dann billiger sind), knacken und in Beuteln einfrieren.
– Hirsemehl in einem Schraubglas immer parat haben, denn es
bindet fast so gut wie Eier und kann zu vielem verwendet werden.
– Außerdem sollte das Hirsegetreide eine breite Verwendung finden, weil es ein guter Eiweißspender ist und nur einen mäßigen
Gehalt an Purinstoffen aufweist, welche bei den Hülsenfrüchten
die Verwendung begrenzen.
– Statt des herkömmlichen Schusses Sahne läßt sich gut Cashew-
nuß oder Mandelmus verwenden (in einer Tasse und etwas warmem Wasser mit dem Schneebesen verrühren).
– Die sonst so teuren Cashewnüsse können verhältnismäßig preis-
wert als Bruch in 1kg-Beuteln oder auch einem großen Kanister
(ca. 11kg) eingekauft werden.[72]
– Die Anschaffung eines guten, starken Mixers (mind. 400 Watt)
lohnt sich immer! Wer damit seine Nußmuse selbst herstellt, hat
schnell die Anschaffungskosten wieder eingespart.
– Als große Zeitersparnis erweist es sich, wenn man die Braten-
und Bratlingsrezepte gleich in doppelter Menge zubereitet und
den Rest einfriert oder in Tupperware einige Tage im Kühlschrank für die nächste passende Gelegenheit aufbewahrt.

---

[72] Firma HIELA, Schmiedgasse 14, 91474 Langenfeld

– Die tägliche Rohkost zum Mittagessen wird mit größerer Freude und in größerer Menge gegessen, wenn jeder seinen eigenen bunten Salatteller bekommt.

Zur Zubereitung von Hülsenfrüchten

Grundsätzlich sollten Hülsenfrüchte über Nacht eingeweicht und das Einweichwasser abgegossen werden (bei Linsen reichen einige Stunden), damit die lästigen Blähstoffe verschwinden. Wer die Hülsenfrüchte , z. B. Kichererbsen, dann noch ca. 2 Tage keimen läßt, hat gar keine Probleme mehr mit Blähungen, weil durch den Keimprozeß eine gewisse „Vorverdauung" geschieht.

In der Winterzeit sollten Keimlinge verstärkt als Frischkost Verwendung finden, da in frischen Keimlingen der Vitamingehalt höher ist als bei den gekochten Hülsenfrüchten. Allerdings wird bei Keimlingen aus Hülsenfrüchten empfohlen, sie vor dem Verzehr als Frischkost kurz zu blanchieren, um gesundheitsschädliche Substanzen, z. B. Hämaglutinine, zu entfernen. Die Vitaminverluste sind durch das Blanchieren bedeutend geringer als beim Kochen.

Zu den Gewürzen

Mit guten Gewürzen kann die einfachste Mahlzeit „verzaubert" werden, deshalb empfiehlt es sich, sie im Reformhaus zu kaufen.

4.3 Einige Tips zur Säuglings- und Kleinkind-Ernährung

- Einer Mutter, die nicht genügend Muttermilch hat, steht „SojagenPlus" (von GranoVita, Reformhaus) als Nahrungsergänzung für den Säugling zur Verfügung.
- Hirsebrei (aus frisch gemahlener und gekochter Hirse) kann schon sehr früh (ab dem 4. Monat) gefüttert werden.
- An Getreidesorten sind zunächst glutenfreie Sorten wie Hirse, Buchweizen, Reis und Mais zu bevorzugen.
- Als erste Gemüsesorten sind Möhren, Fenchel, Broccoli, Kohlrabi, Spinat und grüne Erbsen zu empfehlen.
- Reife Avocados können schon Babies vertragen.
- Ab dem 4. Monat kann eine Gemüse-Kartoffel-Brei-Mahlzeit gegeben werden, z. B. Pellkartoffeln, gedünstetes Gemüse, 1 Tl. Mandelmus und 1–2 Tl. rohe, frisch geriebene Möhren o.ä.
- Hülsenfrüchte – gut gekocht und gemixt – vertragen auch schon Kleinkinder.
- Als Süßungsmittel können im 1. Lebensjahr verschiedene reife Früchte wie süße Äpfel, Birnen, Blaubeeren, Bananen oder auch Datteln verwendet werden.
- Die Baby- und Kleinkindernahrung sollte etwas energiereicher sein als die Erwachsenenkost (also Nußmuse und Avocado nicht zu dünn aufs Brot streichen).

Ein Wort zum Schluß

Immer wieder wird behauptet, daß besseres Essen längeres Leben bewirkt, falsches Essen aber zur Lebensverkürzung führt, weil es den Körper krank macht. Was ist aber besseres oder falsches Essen? Vertreibt gesundes Essen die Krankheiten? Ist unsere Ernährung heute bereits eine Kulturkrankheit?

Was hilft eine schöne und wissenschaftlich begründete Ernährungsform, wenn sie sich in der täglichen Praxis nicht ausreichend umsetzen läßt? Der Umsetzungsgrad hängt aber hauptsächlich vom Wissen und Können der Hausfrauen bzw. Hausmänner ab, die ja schließlich die Mahlzeiten herrichten. Sie müssen von der großen Verantwortung, die sie mit der Arbeit in der Küche übernehmen, überzeugt und entsprechend motiviert sein. Die Küche wird dann zur Apotheke, denn Nahrungsmittel können je nach Dosierung und Art zum Lebens- und Heilmittel, aber auch zu einem schädigenden oder gar giftigen Mittel werden.

Es müßte schon in jungen Jahren gelingen, eine Faszination und damit auch ein Verständnis für die lebenswichtigen Ernährungsfragen zu erreichen. Letztendlich gehören auch Umweltfragen dazu. Es wäre dann dem Gesundheitszustand, der Leistungsfähigkeit jedes einzelnen und der Krankheitsvorbeugung (Prophylaxe) ein großer Dienst erwiesen.

Wir wissen ja noch gar nicht, wie hoch z. B. das Risiko der Müllverbrennung einzuschätzen ist, weil wir – vom Dioxin ganz abgesehen – nicht einmal die Zusammensetzung der Abgase ausreichend kennen. Wir wissen heute erst, daß selbst sehr geringe Mengen von Blei die intellektuellen und psychischen Fähigkeiten von Kindern negativ beeinflussen.

Auch haben wir noch keine Daten darüber, welche Gesundheitsschäden Niedrigdosen von radioaktiven Strahlungen, denen wir ausgesetzt sind, auslösen.

Die US-Umweltbehörde weist darauf hin, daß *die Gefahren einer falschen Ernährung* noch ungleich größer sind als das Dioxinrisiko.[73] Der größte Teil der Menschen vermag die Umweltrisiken überhaupt nicht richtig einzuordnen. Dennoch kann sich aber jeder Mensch das Wissen und die notwendigen Fertigkeiten zur Durchführung einer gesunden, vollwertigen und damit krankheitsverhütenden Ernährung aneignen, soweit es die Schäden an Luft, Wasser und Erdboden heute zulassen.

Ich hoffe, daß dieses Buch ein tieferes Verständnis für die vegetarischen Ernährungsformen geweckt hat. Die ovo-lacto-vegetarische und lacto-vegetarische Form haben seit Jahrzehnten ihren festen Platz in vielen Ländern. In diesem Buch wurde die von Tierprodukten freie vegane Kostform einer näheren Betrachtung unterzogen, weil sie eine extrem vegetarische Kost darstellt, die sehr unterschiedliche Bewertungen erfährt und immer wieder zahlreiche Diskussionen auslöst.

Ich habe den Versuch gemacht, die Vor- und Nachteile dieser Kostform festzustellen, und bin dabei zu Ergebnissen gekommen, die hochinteressant und bedenkenswert sind. Die Darstellung mit ethischen, weltanschaulichen oder gar religiösen Zutaten zu „würzen", habe ich vermieden.

Ich hoffe, daß Sie, liebe Leserin oder lieber Leser, dazu angeregt wurden, sich ein selbständiges Bild über die Fragen der vegetarischen Ernährung in gesunden und kranken Tagen zu machen. Es liegen große Möglichkeiten darin. Es gilt, sie zu erkennen und auszuwerten.

---

[73] Prof. Ottmar Wassermann, Direktor des Toxikologischen Instituts der Universität Kiel

Fragebogen zum Ernährungs- und Gesundheitsverhalten

1. Was verstehen Sie unter Vegankost?
   Eine konsequent vegetabile Kost ohne Tierprodukte ○ ja ○ nein
   Vegankost mit gelegentlichen Zugeständnissen ○ ja ○ nein

2. Wie lange leben Sie schon vegan?
   ○ 3 Monate ○ 6 Monate ○ 9 Monate und länger

3. Aus welchem Grund haben Sie auf vegane Kost umgestellt?
   ○ wegen Krankheit ○ aus grundsätzlichen Erwägungen
   Wenn Krankheit: Welche? ....
   Wurden Allergietests durchgeführt? ○ ja ○ nein

4. Welche Kostform haben Sie vorher durchgeführt?
   ○ Normalkost ○ ovo-lacto-vegetarisch ○lacto-vegetarisch

5. Wieviel Zeit haben Sie sich für die Umstellung genommen?
   ○ Sofort ○ 3 Monate ○ 6 Monate ○ 12 Monate und mehr

6. Woher beziehen Sie Ihre biologisch einwandfreien Nahrungsmittel?
   ○ Supermarkt ○ Großversand ○ Bio-Bauern
   ○ Reformhaus ○ aus eigenem Garten

7. Wie hoch ist der Rohkostanteil in Ihrer Kost?
   ○ 20% ○ 50% ○ oder mehr

8. Wenn Sie rein vegan leben: Gebrauchen Sie Nahrungsmittelzusätze?
   ○ ja ○ nein ○ wenn ja, welche ....

9. Werden bei Ihnen regelmäßig Blutkontrollen durchgeführt?
   ○ ja ○ selten ○ keine

10. Haben Sie Kinder ?
    ○ Anzahl ..... ○ Alter ....

11. Haben Sie gestillt?
    ○ ja ○ nein
    Wenn ja, wie lange?

Wenn nein, warum nicht?

....

12. Haben Sie vor und in der (den) Schwangerschaft(en)
  ○ nicht vegan gelebt
  ○ konsequent vegan gelebt
  ○ mit Zugeständnissen?

13. Lebten Sie in der Stillzeit vegan?
  ○ ja ○ nein
  Wenn ja: ○ konsequent ○ mit Zugeständnissen

14. Traten bei Ihrem Kind (Ihren Kindern) in der Stillzeit
  Unverträglichkeiten ○ ja ○ nein
  oder Allergien auf? ○ Ja ○ nein

15. Wenn Sie mehrere Kinder haben: Zeigten alle Kinder
  ○ die gleichen
  ○ oder unterschiedliche Reaktionen?

16. Welche Ernährungsform haben Sie nach dem Abstillen für Ihr(e)
  Kind(er) gewählt?
  ○ konsequent vegane Kost
  ○ überwiegend vegane Kost
  ○ lacto-vegetabile Kost (ohne Ei)
  ○ ovo-lacto-vegetabile Kost (mit Ei)
  ○ Normalkost (also auch mit Fleisch)

17. Wenn Sie nicht stillen konnten: Welche Säuglingsnahrung haben
  Sie gewählt?
  ○ Präparate auf Kuhmilchbasis
  ○ Präparate auf Sojabasis
  ○ keines von beiden

18. Haben Sie während des ersten Lebensjahres die Ernährung
  umgestellt?
  ○ ja ○ nein
  Wenn ja, warum?

....

19. Ab dem wievielten Monat haben Sie zugefüttert?
....

20. Was haben Sie zugefüttert?
....

21. Traten Reaktionen auf?
O ja O nein
Wenn ja, welche:
....

22. Haben Sie Schwierigkeiten bei der Zubereitung der Vegankost?
O ja O nein

23. Wird die vegane Ernährung von Ihrer ganzen Familie akzeptiert?
O ja O nein

24. Halten Sie die konsequent vegane Kost ohne Nahrungsmittelzu-sätze nach Ihrem Empfinden und/oder Ihrer Erfahrung für Er-wachsene für
O richtig O unzureichend O gefährlich?

25. Halten Sie die kosequent vegane Kost ohne Nahrungsmittel-zusätze nach Ihrem Empfinden und/oder Ihrer Erfahrung für Kinder für
O richtig O unzureichend O gefährlich?

Ihre gewissenhafte Antwort auf unsere Fragen kann wesentlich dazu beitragen, weitere Erkenntnisse über die zahlreichen, noch ungelö-sten Ernährungsprobleme zu gewinnen. Diese werden die Ratschläge über den Umgang mit den Nährstoffen als Vorbeugungs- und Heil-mittel vertiefen und damit eine willkommene Hilfe im täglichen Le-ben sein.

Senden Sie bitte den ausgefüllten Fragebogen an den Autor:
Dr. med. Ernst Schneider, Ebersbacherstr. 58, 73095 Albershausen

Tip: Wenn Sie diese Seiten kopieren, bleibt das Buch unversehrt.

Sachwortverzeichnis

223